Beroepspraktijkvorming verpleegkundige

Zorgcategorieën en differentiaties niveau 4 deel 2

Auteurs

Nicolien van Halem
Monique Leenders
Henny de Leeuw
Marjo van der Linden
Tera Stuut
Jacqueline Swanink

Beroepspraktijkvorming verpleegkundige
Zorgcategorieën en differentiaties niveau 4 deel 2

Onder redactie van

Nicolien van Halem
Henny de Leeuw
Cissy Salomons
Véronique Schram
Tera Stuut
Johan van 't Wout

Bohn Stafleu Van Loghum
Houten/Diegem 2002

© 2002 Bohn Stafleu van Loghum, onderdeel van Springer Uitgeverij
Alle rechten voorbehouden. Niets uit deze uitgave mag worden verveelvoudigd, opgeslagen in een geautomatiseerd gegevensbestand, of openbaar gemaakt, in enige vorm of op enige wijze, hetzij elektronisch, mechanisch, door fotokopieën, opnamen, of enig andere manier, zonder voorafgaande schriftelijke toestemming van de uitgever.
Voor zover het maken van kopieën uit deze uitgave is toegestaan op grond van artikel 16b Auteurswet 1912 j° het Besluit van 20 juni 1974, Stb. 351, zoals gewijzigd bij Besluit van 23 augustus 1985, Stb. 471 en artikel 17 Auteurswet 1912, dient men de daarvoor wettelijk verschuldigde vergoedingen te voldoen aan de Stichting Reprorecht (Postbus 3051, 2130 KB Hoofddorp). Voor het overnemen van (een) gedeelte(n) uit deze uitgave in bloemlezingen, readers en andere compilatiewerken (artikel 16 Auteurswet 1912) dient men zich tot de uitgever te wenden.

ISBN-10: 90 313 38877
ISBN-13: 978 90 313 3887 0
NUR 897

Lay-out en omslagontwerp: Studio Imago, Amersfoort
Foto omslag: Hans Oostrum, Den Haag

Eerste druk, eerste oplage 2002
Eerste druk, tweede oplage 2005
Eerste druk, derde oplage 2006
Eerste druk, vierde oplage 2006
Eerste druk, vijfde oplage 2007
Eerste druk, zesde oplage 2008

Bohn Stafleu van Loghum
Het Spoor 2
Postbus 246
3990 GA Houten

www.bsl.nl

Voorwoord

Door de vele reacties van de gebruikers heeft uitgeverij Bohn Stafleu Van Loghum besloten om de huidige reeks boeken voor de beroepspraktijkvorming voor niveau 2 tot en met 4 te herzien.

De OVDB heeft een onderwijskundige bijdrage geleverd door een nieuw didactisch model te ontwikkelen. Het model is een driestappenplan: voorbereiden, uitvoeren en evalueren. Het geeft de mogelijkheid actief en zelfstandig aan opdrachten te werken. Er wordt geleerd adequaat te handelen door effectief kennis te integreren in de vaardigheden en beroepshouding. Dit didactisch model sluit aan bij de huidige ontwikkelingen in het onderwijs en in de beroepspraktijk.

Als aankomend beroepsbeoefenaar sta je aan het begin van je competentieontwikkeling. Als student kun je met behulp van geïntegreerde opdrachten de vereiste kennis, beroepsvaardigheden en beroepshouding ontwikkelen. De opdrachten zijn afgestemd op situaties in de praktijk en beslaan verschillende (sub)eindtermen en deelkwalificaties. Het aantal opdrachten is in vergelijking met de vorige reeks aanzienlijk afgenomen. Verschillende opdrachten zijn ook geschikt om binnenschools te oefenen.

Bij elke opdracht is door middel van leerdoelen aangegeven op welke eindterm(en) en/of subeindterm(en) de opdracht betrekking heeft. De opdracht is concreet geformuleerd en kan aan de hand van criteria worden geëvalueerd. Alle eindtermen die in de beroepspraktijk uitgevoerd kunnen worden zijn in opdrachten verwerkt.

Een opdracht kan op elk moment in de opleiding geoefend worden, naast elke studiemethode, zowel in de beroepsopleidende als in de beroepsbegeleidende leerweg. De beginsituatie, planning van de opdrachten, evaluatie en voortgang worden steeds voor de student met behulp van A-, B- en C-opdrachten in kaart gebracht. De begeleider heeft de rol van coach. Hij kan de ondersteuning en begeleiding afstemmen op de al aanwezige kennis en ervaring. Daarnaast houdt hij rekening met de leerstijl van de student.

De in PROVO'97 vertegenwoordigde ROC's in Groningen en Drenthe willen wij bedanken voor hun inbreng bij het totstandkomen van deze nieuwe reeks BPV-boeken. Met name drs. Jelly Zuidersma, verplegingswetenschapper en drs. Marten Beeftink, onderwijskundige.

Wij hopen dat dit boek een bruikbaar hulpmiddel zal zijn voor de beroepspraktijkvorming en stellen het zeer op prijs als u uw ervaringen, opmerkingen of suggesties aan ons doorgeeft.

Bunnik, april 2002

De redactie

Inhoud

Toelichting bij de opdrachten	9
Stappenplan	11
Beroepshoudingsaspecten	12
Schema voor vaardigheden	13

Introductieopdrachten voor de hoofdfase	15
A1 Kennismaken met de praktijk	17
B1 Kennismaken met de praktijk- en werkbegeleiding	19
C1 Afronding van de BPV-periode/stage	21

Opdrachten voor de zorgcategorie

Deelkwalificatie 405: Verplegen van chronisch zieken, lichamelijk gehandicapten en revaliderenden 1	23
1 Inschatten van de zorgbehoefte	25
2 Opstellen van een verpleegplan	27
3 Registreren en rapporteren van gegevens	29
4 Verpleegplan evalueren en bijstellen	31
5 Zorg dragen voor ontslag en overplaatsing	33
6 Begeleiden bij de gevolgen van lichamelijke beperkingen	35
7 Een kind en ouder begeleiden	37
8 Hulp bieden bij pijnbeleving	39
9 Begeleiden bij angst voor ongeneeslijkheid en dood	41
10 Preventie en GVO toepassen	43
11 Coördineren van zorg	45
12 Signaleren van knelpunten	47
13 Kwaliteitszorg en deskundigheidsbevordering	49

Deelkwalificatie 407: Verplegen van geriatrische zorgvragers 1	51
1 Inschatten van de zorgbehoefte	53
2 Opstellen van een verpleegplan	55
3 Basiszorg verlenen en rapporteren	57
4 Verpleegplan evalueren en bijstellen	59
5 Zorg dragen voor ontslag en overdracht	61
6 Toepassen van beïnvloedingsmethoden en benaderingswijzen	63
7 Begeleiden bij het dagprogramma	65
8 Moeilijk gedrag hanteren	67
9 Begeleiden bij contacten	69
10 Preventie en GVO toepassen	71
11 Coördineren van zorg	73
12 Signaleren van knelpunten	75
13 Kwaliteitszorg en deskundigheidsbevordering	77

Deelkwalificatie 408: Verplegen van verstandelijk gehandicapten 1	79
1 Vaststellen van de zorgbehoefte	81
2 Opstellen van een verpleegplan	83
3 Helpen bij de uitscheiding	85
4 Verpleegplan evalueren en bijstellen	87
5 Zorg dragen voor ontslag of overdracht	89
6 Toepassen van beïnvloedingsmethoden	91
7 Begeleiden bij het dagprogramma	93
8 Omgaan met fysieke agressie	95
9 Begeleiden bij gedragsproblemen en contacten	97
10 Preventie en GVO toepassen	99

11 Coördineren van zorg	101
12 Signaleren van knelpunten	103
13 Zorgen voor een prettige leefomgeving	105
14 Begeleiden van een leefgroep	107
15 Kwaliteitszorg en deskundigheidsbevordering	109

Deelkwalificatie 409: Verplegen van zorgvragers met een psychiatrische ziekte 1 — 111

1 Vaststellen van de zorgbehoefte	113
2 Stellen van een diagnose en opstellen verpleegplan	115
3 Basiszorg verlenen	117
4 Verpleegplan evalueren en bijstellen	119
5 Zorg dragen voor ontslag of overdracht	121
6 Begeleiden bij gedragsproblemen	123
7 Begeleiden bij het dagprogramma	125
8 Omgaan met fysieke agressie	127
9 Begeleiden bij contacten	129
10 Bijeenkomsten organiseren en leiden	131
11 Coördineren van zorg	133
12 Signaleren van knelpunten en oplossen	135
13 Groepsactiviteiten organiseren	137
14 Groepsprocessen sturen	139
15 Kwaliteitszorg en deskundigheidsbevordering	141

Opdrachten voor kwaliteit en deskundigheid

Deelkwalificatie 404: Kwaliteitszorg en deskundigheidsbevordering verpleegkundige 1 — 143

1 Verbeteren van de kwaliteitszorg op microniveau	145
2 Omgaan met klachten	147
3 Bevorderen van het werkklimaat	149
4 Bevorderen van deskundigheid	151
5 Bijdragen aan themabijeenkomsten en klinische lessen	153
6 Werkbegeleiding	155
7 Ontwikkelingen in het beroep	157

Introductieopdrachten voor de differentiatiefase — 159

A2 Kennismaken met de praktijk	161
B2 Kennismaken met de praktijk- en werkbegeleiding	163
C2 Afronding van de differentiatiefase	165

Opdrachten voor de differentiatie

Deelkwalificatie 414: Psychiatrie en verstandelijk gehandicaptenzorg 1 — 167

Totaalopdracht psychiatrie — 169

Opdrachten psychiatrie
1 Opstellen van een verpleegplan	171
2 Verpleegkundige zorg verlenen	173
3 Preventie en GVO	175
4 Coördineren van zorg	177
5 Kwaliteitszorg	179

Totaalopdracht verstandelijk gehandicaptenzorg — 181

Opdrachten verstandelijk gehandicaptenzorg
6	Opstellen van een verpleegplan	183
7	Verlenen van verpleegkundige zorg	185
8	Preventie en GVO	187
9	Coördineren van zorg	189
10	Kwaliteitszorg en deskundigheid	191

Deelkwalificatie 415: Chronisch zieken 1 — 193

Totaalopdracht chronisch zieken — 195

Opdrachten chronisch zieken
1	Opstellen van een verpleegplan	197
2	Verpleegkundige zorg verlenen	199
3	Preventie en GVO	201
4	Coördineren van zorg	203
5	Kwaliteitszorg	205

Eindtermen — 207
Overzicht van de opdrachten — 225
Criteria voor niveau-aanduiding kwalificatieniveau 4 verpleegkundige — 229

Toelichting bij de opdrachten

Dit boek is een vervolg op het boek basiszorg niveau 4. Met de opdrachten in dit boek wordt gestreefd naar competentiegericht leren.

De zorgcategorieën vormen het uitgangspunt voor de opdrachten. De opdrachten zijn geïntegreerd geformuleerd en geven daardoor situaties weer zoals die zich in de beroepspraktijk voordoen. Dit houdt in dat (sub)eindtermen uit generieke deelkwalificaties zijn opgenomen in de opdrachten van de zorgcategorieën, deze clustering vormt de basis voor de beroepshandelingen.
Voor deelkwalificatie *404: Kwaliteitszorg en deskundigheidbevordering* zijn opdrachten geformuleerd die de zorgcategorie overstijgen. Deze kunnen geïntegreerd worden bij de opdrachten van de zorgcategorieën en/of differentiatie.
In iedere opdracht zijn beroepshoudingsaspecten van deelkwalificatie 204 opgenomen. Door het formuleren van leerdoelen is hieraan een concrete invulling gegeven. De beroepshoudingsaspecten zijn gericht op het omgaan met de zorgvrager en professioneel handelen, deze staan op de achterkant van de stappenplankaart.
Hieronder in schema de uitgangspunten voor de opdrachten.

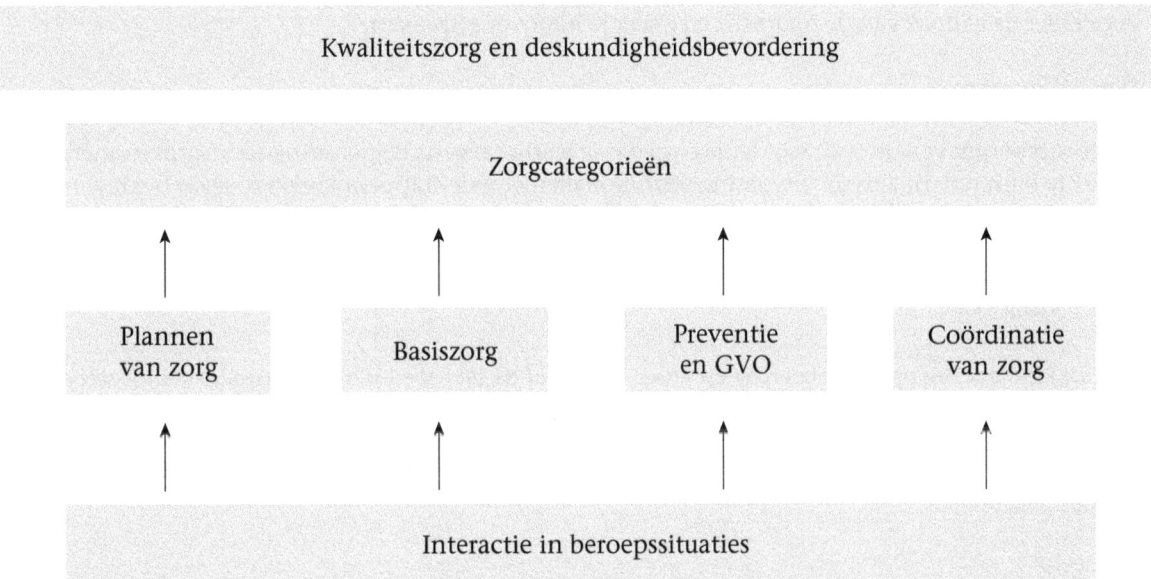

Bij de opdracht(en) voor een differentiatie kan de student in overleg met de begeleider een keuze maken uit:
- een totaalopdracht die de hele deelkwalificatie beslaat en/of
- deelopdrachten per koepeleindterm.

De situatie van de zorgvrager in de beroepspraktijk is in meer of mindere mate complex. Zie ook 'Criteria voor niveau-aanduiding'. Deze zijn voor een deel overgenomen uit *Gekwalificeerd voor de toekomst* (1996).

Je werkt zelfstandig aan de opdrachten. De begeleider bewaakt mede het leerproces en heeft de rol van coach. Het bijpassende didactische model bestaat uit de stappen: voorbereiden, uitvoeren en evalueren. Het is de bedoeling dat je je leerproces steeds meer zelf stuurt. Als hulpmiddel hierbij kun je de stappenplankaart gebruiken. Op deze kaart vind je vragen die je jezelf kunt stellen in de verschillende fasen van de opdracht.

Hoe werk je aan een opdracht?

Eindtermen
Een omschrijving van de genoemde eindtermen vind je per deelkwalificatie achter in je boek.

Leerdoelen
In alle opdrachten zijn de eindtermen beschreven in leerdoelen. Deze geven weer wat je met een opdracht leert. Met deze leerdoelen kun je de uitvoering van de opdracht met het (eind)resultaat vergelijken. Vervolgens kun je bepalen of je de vereiste vaardigheden in voldoende mate beheerst.

Inleiding
Met een inleidende tekst wordt de opdracht geïntroduceerd. Het doel van deze tekst is dat je een beeld krijgt van de inhoud van de opdracht in de beroepspraktijk. Daarna lees je de opdracht. In de opdracht staat omschreven wat er van je wordt verwacht. Vervolgens doorloop je de volgende drie stappen:

Stap 1: Voorbereiden

Als je de opdracht hebt gelezen bepaal je wat je moet doen. Je stelt jezelf een aantal vragen over je voorkennis, je aanpak, enzovoort. Hierbij kun je de stappenplankaart gebruiken. Daarna bespreek je met je begeleider de aanpak van de opdracht en maak je hierover afspraken.

Stap 2: Uitvoeren

Bij de uitvoering van de opdracht let je erop dat je werkt volgens de planning en afspraken met de begeleider. Je kunt ook tijdens de uitvoering gebruikmaken van de stappenplankaart. Deze biedt je houvast om te bepalen of je op de goede weg bent of als je afwijkt van je planning welke alternatieven mogelijk zijn.

Stap 3: Evalueren

Hierbij kijk je terug op de uitvoering en vraag je je af of de leerdoelen bereikt zijn. Je stelt jezelf de volgende vraag: Hoe zal ik deze opdracht een volgende keer aanpakken? (zie voor dergelijke vragen de stappenplankaart). Daarna vindt een evaluatiegesprek plaats met je begeleider. Je bespreekt de uitvoering van de opdracht en het leerproces. Afhankelijk van de uitkomsten van het gesprek kan de opdracht worden afgetekend.

Stappenplan

Stap 1 Voorbereiden

- Welke ervaring heb je al?
- Wat weet je al van het onderwerp?
- Waar of bij wie kun je informatie krijgen?
- Met welke protocollen, zorgplannen of verpleegplannen heb je te maken?
- Aan welke persoonlijke leerdoelen wil je werken?
- Wat wordt er van jou verwacht?
- Hoe ziet je planning eruit?
- Welke voorbereidingen tref je?
- Hoe en waarover informeer je de zorgvrager?
- Welke medewerking verwacht je van de zorgvrager?
- Hoe pak je de uitvoering aan?
- Wie betrek je bij de uitvoering?
- Is aan de randvoorwaarden voldaan?
- Kun je beginnen?

Stap 2 Uitvoeren

- Verloopt de uitvoering volgens plan?
- Handel je doelmatig en zorgvuldig?
- Moet je afwijken van het plan? Waarom?
- Wat kun je doen als de uitvoering niet volgens plan verloopt?
- Aan wie kun je advies vragen?
- Welke hulp kun je inschakelen?
- Hoe verloopt de samenwerking en begeleiding met de zorgvrager?
- Hoe verloopt de samenwerking met collega's?
- Welke observaties voer je uit?

Stap 3 Evalueren

- Hoe verliep de uitvoering?
- Was de afronding/nazorg volgens protocol?
- Is de zorgvrager tevreden?
- Welke observaties rapporteer je?
- Was je voorbereiding voldoende?
- Hoe heb je aan je beroepshouding gewerkt?
- Ben je tevreden over de aanpak?
- Wat heb je geleerd?
- Hoe pak je het een volgende keer aan?
- Denk hierbij aan de transfer naar andere zorgvragers, zorgcategorieën en settings.

Beroepshoudingsaspecten

Omgaan met zorgvragers

204.01.1	Initiatief nemen tot het leggen van contact
204.01.1	Initiatief nemen tot het leggen van contact
204.01.2	Adequaat communiceren met een zorgvrager
204.01.3, 4	Werkbare afspraken maken / gemaakte afspraken nakomen
204.01.5	Feedback, waardering en kritiek hanteren van een zorgvrager
204.01.6	Handelen in conflictsituaties
204.01.7	Omgangsvormen hanteren
204.01.8	Een zorgvrager informeren over de te verlenen zorg
204.02.1	Respect tonen voor – de wensen en gewoonten, de leeftijd, waarden en normen – levensbeschouwelijke en culturele achtergrond – de privacy en de grenzen – de emoties en gevoelens van een zorgvrager ongeacht de sociale of economische status, opleiding, ras en de sekse
204.02.2	De afhankelijkheid van een zorgvrager hanteren
204.02.3	De autonomie van een zorgvrager bevorderen
204.02.4	De verantwoordelijkheid van een zorgvrager hanteren
204.02.5	Zorgvuldig handelen bij intimiteiten
204.03.6	Machtsmisbruik voorkomen
204.04.3, 4	Adequaat handelen bij ongewenste intimiteiten, fysieke agressie
204.06	Omgaan in situaties van ernstig lijden, sterven en rouw

Professioneel handelen

204.03.1	Verantwoordelijkheid dragen voor eigen taken
204.03.2 / 204.04.2	Eigen grenzen bewaken / opkomen voor eigen positie
204.03.3	Eigen emoties en gevoelens respecteren
204.03.4, 5	Werk en privé gescheiden houden / beroepsgeheim hanteren
204.04.1	Eigen mening en wensen naar voren brengen
204.04.5	Onderhandelen met collega's, leidinggevende en zorgvrager
204.05.1	Samenwerken met collega's, mantelzorg en vrijwilligers
204.05.2	Respect tonen voor de levensbeschouwelijke en culturele achtergronden van collega's
204.05.3	Eigen werkwijze bespreekbaar maken
204.05.4	Een positieve bijdrage leveren aan de sfeer in het team
204.05.5	Zorgvuldig handelen in conflictsituaties
204.05.6	Feedback, waardering en kritiek hanteren
204.03.7	Zorgvuldig handelen inzake ethische vragen en dilemma's

Schema voor vaardigheden

Voorbereiden

Werkwijze
- Raadpleeg protocollen, zorg-/verpleegplannen en/of zorg-/verpleegdossiers.
- Maak een werkplanning.
- Tref de voorbereidingen.
- Maak de omgeving in orde.

Zorgvrager
Licht de zorgvrager in over:
- doel
- tijdsduur
- werkwijze
- medewerking
- (eventuele) pijn.

Omgeving
Waarborg randvoorwaarden wat betreft:
- privacy van de zorgvrager
- veiligheid.

Uitvoeren

Werkwijze
- Handel volgens het protocol of zorg-/verpleegplan:
  - doelmatig
  - hygiënisch
  - veilig
  - zorgvuldig
  - ergonomisch verantwoord
  - milieubewust
  - kostenbewust.
- Stem je werkwijze af op de zorgbehoefte.

Zorgvrager
- Pas de juiste beroepshouding toe.
- Begeleid de zorgvrager.
- Observeer de zorgvrager (diens belasting):
  - lichamelijk
  - psychisch.

Omgeving
Waarborg randvoorwaarden wat betreft:
- privacy van de zorgvrager
- veiligheid.

Nazorg

Werkwijze
- Rond af volgens protocol of zorg-/verpleegplan.
- Ruim de gebruikte materialen op.
- Breng de omgeving in orde.
- Rapporteer over:
  - proces en product
  - beleving zorgvrager
  - bijzonderheden.

Zorgvrager
- Rond af volgens protocol of zorg-/verpleegplan.
- Evalueer met de zorgvrager:
  - of het doel is bereikt
  - hoe de zorgvrager de uitvoering beleefd heeft
  - of bijstelling zorg- of verpleegplan nodig is.

Omgeving
Waarborg randvoorwaarden wat betreft:
- privacy van de zorgvrager
- veiligheid.

Introductieopdrachten voor de hoofdfase

A1 Kennismaken met de praktijk

B1 Kennismaken met de praktijk- en werkbegeleiding

C1 Afronding van de BPV-periode/stage

Opdrachten voor de zorgcategorie

Deelkwalificatie 405: Verplegen van chronisch zieken, lichamelijk gehandicapten en revaliderenden 1

Deelkwalificatie 407: Verplegen van geriatrische zorgvragers 1

Deelkwalificatie 408: Verplegen van verstandelijk gehandicapten 1

Deelkwalificatie 409: Verplegen van zorgvragers met een psychiatrische ziekte 1

Opdrachten voor kwaliteit en deskundigheid

Deelkwalificatie 404: Kwaliteitszorg en deskundigheidsbevordering verpleegkundige 1

Introductieopdrachten voor de hoofdfase

A1 Kennismaken met de praktijk

Te gebruiken in de hoofdfase van de opleiding bij de deelkwalificaties 405 tot en met 411

Leerdoelen

Je maakt kennis met:
1 je collega's
2 de zorgvragers met wie je te maken krijgt
3 de specifieke problematiek en de kenmerken van de zorgcategorie (behorend bij de deelkwalificaties).

Inleiding

In de komende praktijkleerperiode/stage volg je de hoofdfase van de opleiding tot verpleegkundige. Je gaat je oriënteren op de zorg aan zorgvragers afkomstig uit een van de zeven verschillende zorgcategorieën. Bij elke zorgcategorie maak je onder andere kennis met de verschillende achtergronden van de zorgvragers, de specifieke zorgsetting waar de zorgvrager verblijft en pas je de eerder verworven vaardigheden uit de basisfase toe.
Mede door de ervaringen die je opdoet in deze hoofdfase maak je in de loop van de komende maanden een keuze voor een afstudeerrichting, dat wil zeggen een zorgcategorie naar jouw keuze.

Opdracht

- Stel jezelf voor aan je collega's waarmee je direct te maken krijgt.
- Vraag wie jou de eerste dagen gaat begeleiden of inwerken.
- Zorg dat je informatie krijgt over de afdeling of de leef-/woonomgeving van de zorgvrager(s) en de zorginstelling of organisatie.
- Bespreek met je begeleider in een oriënterend gesprek onderstaande punten:
  • welk beeld heb je van deze categorie zorgvragers?
  • welke ervaring heb je al opgedaan met deze zorgcategorie en zorgsetting?
  • welke aspecten van de beroepshouding vragen specifieke aandacht in de zorg voor deze zorgcategorie en zorgsetting?
  • welke belemmeringen, uitdagingen of mogelijkheden zie je voor jezelf in de komende BPV-periode/stage als je kijkt naar de zorgcategorie en de zorgsetting.
- Maak kennis met de zorgvrager(s).

Stappen

1 Voorbereiden

Bereid de opdracht voor.

2 Uitvoeren

Voer de opdracht uit.

3 Evalueren

Bespreek de opdracht met je begeleider.

Introductieopdrachten voor de hoofdfase

Evaluatie van de opdracht

Opmerking van de student

_____
_____
_____
_____
_____
_____
_____
_____
_____
_____
_____
_____

Opmerking van de begeleider

_____
_____
_____
_____
_____
_____
_____
_____
_____
_____
_____
_____
_____
_____

Criteria

1. Je maakt kennis met je werk- en/of praktijkbegeleider.
2. Je kunt aangeven aan welke opdrachten je wilt werken.
3. Je kunt met je begeleider afspraken maken over: je leerproces; de aspecten van de beroepshouding die passen bij de hoofdfase van je opleiding.
4. Je kunt in overleg met je begeleider opdrachten, (tussen)evaluaties en eindevaluatie plannen.

	voldoende	*onvoldoende*
Deelkwalificatie 405	....	....
Deelkwalificatie 407	....	....
Deelkwalificatie 408	....	....
Deelkwalificatie 409	....	....
Deelkwalificatie 410	....	....
Deelkwalificatie 411	....	....

Conclusie

voldaan/niet voldaan	**datum**	**paraaf**
	....	....

Introductieopdrachten voor de hoofdfase

B1 Kennismaken met de praktijk- en werkbegeleiding

Te gebruiken in de hoofdfase van de opleiding bij de deelkwalificaties 405 tot en met 411

Leerdoelen

1 Je maakt kennis met je werk- en/of praktijkbegeleider.
2 Je kunt aangeven aan welke opdrachten je wilt werken.
3 Je kunt met je begeleider afspraken maken over je leerproces, de beroepshoudingsaspecten die passen bij de hoofdfase van je opleiding.
4 Je kunt in overleg met je begeleider opdrachten, (tussen)evaluaties en eindevaluatie plannen.

Inleiding

Je hebt al enige tijd kennisgemaakt met het beroep van verpleegkundige. Je hebt ervaren wat het is om in de verpleging te werken, om te gaan met zorgvragers, samen te werken met collega's en begeleiding te ontvangen van een werk- of praktijkbegeleider. In de komende periode ga je je kennis en vaardigheden uitbreiden ten behoeve van een specifieke zorgcategorie. Een groot aantal leerdoelen staat vast: deze zijn immers afkomstig uit een van de deelkwalificaties 405, 406, 407, 408, 409, 410 en 411. Daarnaast werk je aan persoonlijke leerdoelen, die je meeneemt uit je vorige BPV-periode/stage. Een steun en toeverlaat in deze periode is je begeleider. In deze opdracht maak je kennis en bespreek je wederzijdse verwachtingen.

Opdracht

- Maak kennis met je werk- en/of praktijkbegeleider. Voer een introductiegesprek waarin de volgende zaken aan bod komen:
  - Wat verwacht je van je begeleider en wat verwacht je begeleider van jou?
  - Welke opdrachten heb je meegekregen van school voor de BPV-periode/stage?
  - Hoe ga je met deze opdrachten aan de slag?
  - Op welke manier ga je werken aan de aspecten van de beroepshouding die passen bij de zorgcategorie en bij een toenemende verantwoordelijkheid in de hoofdfase van de opleiding? Denk met name bij het laatste aan: initiatief nemen; zelfstandig werken; verantwoordelijkheid nemen; eigen grenzen bewaken; eigen mening en wensen naar voren brengen; omgaan met situaties van ernstig lijden, sterven en rouw; samenwerken; zorgvuldig handelen in conflictsituaties, ethische vragen en dilemma's.
  - Welke afspraken maken jullie over de begeleiding?
  - Op welke momenten plannen jullie tussenevaluaties en de eindevaluatie?
  - Hoe ga je in deze BPV-periode/stage werken aan je persoonlijke leerdoelen die je hebt meegenomen uit de vorige BPV-periode/stage?
- Leg de afspraken vast in een werkplan/overzicht.

Stappen

1 Voorbereiden

Bereid de opdracht voor.

2 Uitvoeren

Voer de opdracht uit.

3 Evalueren

Bespreek de opdracht met je begeleider.

Introductieopdrachten voor de hoofdfase

Evaluatie van de opdracht

Opmerking van de student

_____
_____
_____
_____
_____
_____
_____
_____
_____
_____
_____
_____
_____
_____

Opmerking van de begeleider

_____
_____
_____
_____
_____
_____
_____
_____
_____
_____
_____
_____
_____

Criteria

1 Je maakt kennis met je werk- en/of praktijkbegeleider.
2 Je kunt aangeven aan welke opdrachten je wilt werken.
3 Je kunt met je begeleider afspraken maken over: je leerproces; de aspecten van de beroepshouding die passen bij de hoofdfase van je opleiding.
4 Je kunt in overleg met je begeleider opdrachten, (tussen)evaluaties en eindevaluatie plannen.

	voldoende	*onvoldoende*
Deelkwalificatie 405	....	....
Deelkwalificatie 407	....	....
Deelkwalificatie 408	....	....
Deelkwalificatie 409	....	....
Deelkwalificatie 410	....	....
Deelkwalificatie 411	....	....

Conclusie

voldaan/niet voldaan	datum	paraaf
	....	....

C1 Afronding van de BPV-periode/stage

Te gebruiken in de hoofdfase van de opleiding bij de deelkwalificaties 405 tot en met 411

Leerdoelen

Je kunt:
1 een evaluatieverslag schrijven
2 met je begeleider de BPV-periode/stage evalueren.

Inleiding

De beroepspraktijkvorming zit er voor deze werkplekstage en zorgcategorie bijna op. Je hebt je gedurende een periode ingezet voor een categorie zorgvragers. Je hebt samengewerkt met collega's en andere disciplines. Behalve dat je nu uitgebreid kennis hebt gemaakt met deze specifieke groep zorgvragers heb je meer ervaring opgedaan als beroepsbeoefenaar. De verwachting is dat je als leerling-verpleegkundige gegroeid bent in zelfstandigheid, verantwoordelijkheid en de beroepshouding verder hebt ontwikkeld. Tijd om terug te kijken.

Opdracht

- Schrijf een kort verslag waarin je je ervaringen van deze BPV-periode/stage beschrijft. Verwerk in het verslag de volgende punten:
  - je eerste indruk van deze BPV-periode
  - met welke belemmeringen, uitdagingen en mogelijkheden je te maken hebt gehad
  - de beroepshoudingsaspecten passend bij de zorgcategorie en passend bij de hoofdfase van de opleiding: hoe heb je eraan gewerkt en heb je ze behaald?
  - je persoonlijke leerdoelen: wat heb je ermee gedaan en wat heeft het je opgeleverd?
  - welke opdrachten heb je behaald en hoe heb je eraan gewerkt?
  - de mensen van wie je veel geleerd hebt met een motivatie
  - de leerdoelen die je meeneemt naar een volgende BPV-periode/stage
  - je ervaring met de begeleiding.
- Evalueer met je begeleider aan de hand van je evaluatieverslag deze BPV-periode/stage.

Stappen

1 Voorbereiden

Bereid de opdracht voor.

2 Uitvoeren

Voer de opdracht uit.

3 Evalueren

Bespreek de opdracht met je begeleider.

Evaluatie van de opdracht

Opmerking van de student

_____
_____
_____
_____
_____
_____
_____
_____
_____
_____
_____
_____
_____

Opmerking van de begeleider

_____
_____
_____
_____
_____
_____
_____
_____
_____
_____
_____
_____
_____

Criteria

Je kunt:
1 een evaluatieverslag schrijven
2 met je begeleider de BPV-periode/stage evalueren.

	voldoende	onvoldoende
Deelkwalificatie 405	....	....
Deelkwalificatie 407	....	....
Deelkwalificatie 408	....	....
Deelkwalificatie 409	....	....
Deelkwalificatie 410	....	....
Deelkwalificatie 411	....	....

Conclusie

voldaan/niet voldaan	datum	paraaf
	....	....

Deelkwalificatie 405: Verplegen van chronisch zieken, lichamelijk gehandicapten en revaliderenden 1

1   Inschatten van de zorgbehoefte

2   Opstellen van een verpleegplan

3   Registreren en rapporteren van gegevens

4   Verpleegplan evalueren en bijstellen

5   Zorg dragen voor ontslag en overplaatsing

6   Begeleiden bij de gevolgen van lichamelijke beperkingen

7   Een kind en ouder begeleiden

8   Hulp bieden bij pijnbeleving

9   Begeleiden bij angst voor ongeneeslijkheid en dood

10 Preventie en GVO toepassen

11 Coördineren van zorg

12 Signaleren van knelpunten

13 Kwaliteitszorg en deskundigheidsbevordering

Deelkwalificatie 405: Verplegen van chronisch zieken, lichamelijk gehandicapten en revaliderenden 1

1 Inschatten van de zorgbehoefte

Eindtermen

405.02.1   401.02.1, 2, 3, 4   204.01.2
            401.03   204.02.1

Leerdoelen

Je kunt:
1 systematisch gegevens verzamelen aan de hand van standaarden over en in samenwerking met een zorgvrager, naasten en/of wettelijke vertegenwoordigers
2 een verpleegkundige diagnose stellen aan de hand van standaarden
3 een verpleegplan hanteren voor een chronisch zieke, een lichamelijk gehandicapte en een revaliderende zorgvrager
4 adequaat communiceren met een zorgvrager
5 respect tonen voor de zorgvrager ongeacht sociale of economische status, opleiding, ras en sekse.

Inleiding

Gegevens verzamelen is een belangrijke voorwaarde om tot juiste zorgverlening te komen. De uitkomsten van de gegevens vormen de basis voor het bepalen van de verpleegkundige doelen en verpleegkundige zorg. Als zorgverlener ben je daar mede verantwoordelijk voor. Een anamnesegesprek met de zorgvrager zou je kunnen vergelijken met een gesprek tussen een klant en een verkoper. De verkoper zal de klant op zijn gemak stellen. Daarna zal hij proberen een duidelijk beeld te krijgen wat de klant wil. Uiteindelijk zal duidelijk worden welk product het beste aan de verwachtingen en behoeften van de klant voldoet.

Opdracht

– Bepaal de zorgbehoefte van een chronisch zieke zorgvrager.
– Bepaal de zorgbehoefte van een lichamelijk gehandicapte of revaliderende zorgvrager.
– Maak hierbij gebruik van:
  • de gegevens uit het door jou gevoerde anamnesegesprek
  • de door jou verrichte observaties.

Stappen

1 Voorbereiden

Bereid de opdracht voor. Maak hierbij gebruik van de stappenplankaart en het schema voor vaardigheden.

2 Uitvoeren

Voer de opdracht uit.

3 Evalueren

Bespreek de uitvoering van de opdracht met je begeleider. Je kunt hierbij gebruikmaken van de stappenplankaart en het schema voor vaardigheden.

Evaluatie van de opdracht

Opmerking van de student

Opmerking van de begeleider

Criteria

	voldoende	onvoldoende
Je kunt:		
1 systematisch gegevens verzamelen aan de hand van standaarden over en in samenwerking met een zorgvrager, naasten en/of wettelijke vertegenwoordigers	....	....
2 een verpleegkundige diagnose stellen aan de hand van standaarden	....	....
3 een verpleegplan hanteren voor een chronisch zieke, een lichamelijk gehandicapte en een revaliderende zorgvrager	....	....
4 adequaat communiceren met een zorgvrager	....	....
5 respect tonen voor de zorgvrager ongeacht sociale of economische status, opleiding, ras en sekse.	....	....

Conclusie

voldaan/niet voldaan	datum	paraaf
	....	....

Deelkwalificatie 405: Verplegen van chronisch zieken, lichamelijk gehandicapten en revaliderenden 1

2 Opstellen van een verpleegplan

Eindtermen

405.02.1   401.04   302.13   204.01.2, 8

Leerdoelen

Je kunt:
1 een verpleegplan opstellen
2 afspraken en verpleegplan onderbrengen in patiëntendossier
3 de communicatie van de zorgvrager met derden ondersteunen door als tussenpersoon te fungeren
4 adequaat communiceren met een zorgvrager
5 een zorgvrager informeren over te verlenen zorg.

Inleiding

Voor het opstellen van een verpleegplan is samenwerking tussen de verpleegkundige en de zorgvrager en/of zijn naasten noodzakelijk. De zorgvrager is een belangrijke informatiebron voor de verpleegkundige. Voorwaarde is wel dat de zorgvrager daartoe in staat is. Daarbij is hij verantwoordelijk voor zijn eigen gezondheid. Het individuele verpleegplan maakt inzichtelijk op welke manier, met welke middelen en binnen welk tijdsbestek de nodige zorg gegeven moet worden. Bij een goed opgesteld verpleegplan weet de zorgvrager waar hij aan toe is wat betreft de zorgverlening en de behandeling. Een zorgvuldig opgesteld verpleegplan draagt ertoe bij dat de te verlenen zorg op efficiënte wijze plaatsvindt en is afgestemd op de behoefte van de zorgvrager.

Opdracht

- Stel een verpleegplan op in overleg met een chronisch zieke zorgvrager.
- Stel een verpleegplan op in overleg met een lichamelijk gehandicapte of revaliderende zorgvrager en/of zijn naaste.
- Stem ieder verpleegplan af met andere disciplines.
- Informeer de zorgvrager over de te verlenen zorg, zoals in het verpleegplan staat aangegeven.

Stappen

1 Voorbereiden

Bereid de opdracht voor. Maak hierbij gebruik van de stappenplankaart en het schema voor vaardigheden.

2 Uitvoeren

Voer de opdracht uit.

3 Evalueren

Bespreek de uitvoering van de opdracht met je begeleider. Je kunt hierbij gebruikmaken van de stappenplankaart en het schema voor vaardigheden.

Evaluatie van de opdracht

Opmerking van de student

_____
_____
_____
_____
_____
_____
_____
_____
_____
_____
_____
_____
_____
_____
_____
_____

Opmerking van de begeleider

_____
_____
_____
_____
_____
_____
_____
_____
_____
_____
_____
_____
_____
_____
_____
_____

Criteria

	voldoende	onvoldoende
Je kunt:		
1 een verpleegplan opstellen	....	....
2 afspraken en verpleegplan onderbrengen in patiëntendossier	....	....
3 de communicatie van de zorgvrager met derden ondersteunen door als tussenpersoon te fungeren	....	....
4 adequaat communiceren met een zorgvrager	....	....
5 een zorgvrager informeren over te verlenen zorg.	....	....

Conclusie

voldaan/niet voldaan	datum	paraaf
	....	....

Deelkwalificatie 405: Verplegen van chronisch zieken, lichamelijk gehandicapten en revaliderenden 1

3 Registreren en rapporteren van gegevens

Eindtermen

405.02.1   401.07.1, 2, 3, 4, 5   204.01.2
405.03.1   204.05.1

Leerdoelen

Je kunt:
1 informatie mondeling rapporteren:
   - aan het team
   - aan degene die de zorg overneemt
2 informatie schriftelijk rapporteren:
   - registreren
   - administreren volgens het daartoe bestemde systeem
3 gegevens over de totale zorgbehoefte en zorgverlening registreren in het patiëntendossier
4 relevante gegevens over een zorgvrager aan naasten rapporteren
5 relevante gegevens aan andere disciplines rapporteren
6 een verpleegplan hanteren voor een chronisch zieke, lichamelijk gehandicapte en revaliderende zorgvrager
7 basiszorg verlenen aan een chronisch zieke, lichamelijk gehandicapte en revaliderende zorgvrager
8 adequaat communiceren met een zorgvrager
9 samenwerken met collega's, mantelzorg en vrijwilligers.

Inleiding

Kwalitatief goede zorg is mede afhankelijk van de continuïteit van zorg en een goede overdracht en afstemming van de zorg. Dit geldt niet alleen binnen de eigen verpleegkundige discipline, maar ook tussen de verschillende disciplines. Een goed schriftelijk en mondeling rapportagesysteem is noodzakelijk, er worden dan ook hoge eisen aan gesteld. Voorbeelden hiervan zijn objectiviteit en een helder en duidelijk taalgebruik. Als zorgverlener heb je de taak een bijdrage te leveren aan een effectieve en efficiënte manier van rapporteren, zodat de continuïteit in de zorg gewaarborgd is.

Opdracht

- Verzorg de schriftelijke rapportage over een chronisch zieke, lichamelijk gehandicapte of revaliderende zorgvrager waaraan je basiszorg verleent.
- Voer tevens de mondelinge rapportage uit naar aanleiding van je zorgverlening aan deze zorgvrager.
- Rapporteer de relevante gegevens aan de naaste(n) van deze zorgvrager.
- Rapporteer de relevante gegevens over deze zorgvrager aan andere disciplines.

Stappen

1 Voorbereiden

Bereid de opdracht voor. Maak hierbij gebruik van de stappenplankaart en het schema voor vaardigheden.

2 Uitvoeren

Voer de opdracht uit.

3 Evalueren

Bespreek de uitvoering van de opdracht met je begeleider. Je kunt hierbij gebruikmaken van de stappenplankaart en schema voor vaardigheden.

Deelkwalificatie 405: Verplegen van chronisch zieken, lichamelijk gehandicapten en revaliderenden 1

Evaluatie van de opdracht

Opmerking van de student

___

Opmerking van de begeleider

___

Criteria

	voldoende	onvoldoende
Je kunt:		
1 informatie mondeling rapporteren		
– aan het team	....	....
– aan degene die de zorg overneemt	....	....
2 informatie schriftelijk rapporteren		
– registreren	....	....
– administreren volgens het daartoe bestemde systeem	....	....
3 gegevens over de totale zorgbehoefte en zorgverlening registreren in het patiëntendossier	....	....
4 relevante gegevens over een zorgvrager aan naasten rapporteren	....	....
5 relevante gegevens aan andere disciplines rapporteren	....	....
6 een verpleegplan hanteren voor een chronisch zieke, lichamelijk gehandicapte en revaliderende zorgvrager	....	....
7 basiszorg verlenen aan een chronisch zieke, lichamelijk gehandicapte en revaliderende zorgvrager	....	....
8 adequaat communiceren met een zorgvrager	....	....
9 samenwerken met collega's, mantelzorg en vrijwilligers.	....	....

Conclusie

voldaan/niet voldaan	datum	paraaf
	....	....

4 Verpleegplan evalueren en bijstellen

Eindtermen

405.02.1   401.06.1, 2   204.02.1
405.03.1   204.04.5

Leerdoelen

Je kunt:
1 een verpleegplan evalueren in overleg met en zorgvrager, naasten en/of wettelijke vertegenwoordigers
2 een verpleegplan hanteren voor een chronisch zieke, een lichamelijk gehandicapte en een revaliderende zorgvrager
3 basiszorg verlenen aan een chronisch zieke, lichamelijk gehandicapte en revaliderende zorgvrager
4 respect tonen voor een zorgvrager ondanks de sociale of economische status, de opleiding, het ras en de sekse
5 onderhandelen met collega's, leidinggevende en zorgvrager.

Inleiding

Verplegen is een continu proces, waarin gestreefd wordt het maximale voor de zorgvrager te bereiken. Er zijn enkele voorwaarden waaraan voldaan moet worden om het verpleegkundig proces goed te laten verlopen. Zo moet je als verpleegkundige goed observeren en veranderingen kunnen signaleren. Daarna moet er actie worden ondernomen door onder andere verpleegplannen te evalueren en te actualiseren. Als je het verpleegplan gaat evalueren, ga je samen met de zorgvrager en/of zijn naasten na of de zorg nog steeds aansluit bij de behoefte van de zorgvrager. Op basis van veranderingen in de zorgvraag stel je het verpleegplan bij.

Opdracht

– Verleen gedurende een langere periode (ten minste vijf dagen) basiszorg aan een chronisch zieke, lichamelijk gehandicapte of revaliderende zorgvrager.
– Let hierbij op de veranderingen in de zorgbehoefte.
– Evalueer het verpleegplan in overleg met de zorgvrager en/ of zijn naasten en stel het bij zodat de zorgverlening aansluit op de veranderde behoefte van de zorgvrager.

Stappen

1 Voorbereiden

Bereid de opdracht voor. Maak hierbij gebruik van de stappenplankaart en het schema voor vaardigheden.

2 Uitvoeren

Voer de opdracht uit.

3 Evalueren

Bespreek de uitvoering van de opdracht met je begeleider. Je kunt hierbij gebruikmaken van de stappenplankaart en het schema voor vaardigheden.

Evaluatie van de opdracht

Opmerking van de student

Opmerking van de begeleider

Criteria

	voldoende	onvoldoende
Je kunt:		
1 een verpleegplan evalueren in overleg met een zorgvrager, naasten en/of wettelijke vertegenwoordigers	....	....
2 een verpleegplan hanteren voor een chronisch zieke, een lichamelijk gehandicapte en een revaliderende zorgvrager	....	....
3 basiszorg verlenen aan een chronisch zieke, lichamelijk gehandicapte en revaliderende zorgvrager	....	....
4 respect tonen voor een zorgvrager ondanks de sociale of economische status, de opleiding, het ras en de sekse	....	....
5 onderhandelen met collega's, leidinggevende en zorgvrager.	....	....

Conclusie

voldaan/niet voldaan	datum	paraaf
	....	....

Deelkwalificatie 405: Verplegen van chronisch zieken, lichamelijk gehandicapten en revaliderenden 1

5 Zorg dragen voor ontslag en overplaatsing

Inleiding

405. 02.1   403.02.1, 2, 3, 4   204.01.8
                                    204.03.1

Leerdoelen

Je kunt:
1 een exitgesprek voeren
2 zorg dragen voor ontslag van een zorgvrager
3 een zorgvrager overdragen aan een andere afdeling
4 een zorgvrager overdragen naar een andere instelling/setting
5 gebruikmaken van het verpleegplan voor een chronisch zieke, lichamelijk gehandicapte en revaliderende zorgvrager
6 een zorgvrager informeren over de te verlenen zorg
7 verantwoordelijkheid dragen voor je eigen taken.

Inleiding

Er komt een tijd dat je de zorg voor een zorgvrager kunt beëindigen. Het is mogelijk dat hij weer beter is en geen zorg meer nodig heeft. Het kan ook dat hij andere zorg nodig heeft dan in jouw instelling geboden kan worden. De zorgvrager kan dan overgeplaatst worden naar een instelling waar die zorg wel voorhanden is. Dat is het moment waarop je de zorg afrondt en eventueel overdraagt naar een andere instelling.

Opdracht

– Verzorg het ontslag van een revaliderende zorgvrager naar huis.
– Verzorg het ontslag van een lichamelijk gehandicapte zorgvrager naar een andere instelling.
– Houd in beide ontslagsituaties het exitgesprek.
– Draag een chronisch zieke zorgvrager over naar een andere afdeling binnen je instelling.

Stappen

1 Voorbereiden

Bereid de opdracht voor. Maak hierbij gebruik van de stappenplankaart en het schema voor vaardigheden.

2 Uitvoeren

Voer de opdracht uit.

3 Evalueren

Bespreek de uitvoering van de opdracht met je begeleider. Je kunt hierbij gebruikmaken van de stappenplankaart en het schema voor vaardigheden.

Evaluatie van de opdracht

Opmerking van de student

_____
_____
_____
_____
_____
_____
_____
_____
_____
_____
_____
_____
_____
_____
_____
_____

Opmerking van de begeleider

_____
_____
_____
_____
_____
_____
_____
_____
_____
_____
_____
_____
_____
_____
_____
_____

Criteria

	voldoende	onvoldoende
Je kunt:		
1 een exitgesprek voeren	....	....
2 zorg dragen voor ontslag van een zorgvrager	....	....
3 een zorgvrager overdragen aan een andere afdeling	....	....
4 een zorgvrager overdragen naar een andere instelling/setting	....	....
5 gebruikmaken van het verpleegplan voor een chronisch zieke, lichamelijk gehandicapte en revaliderende zorgvrager	....	....
6 een zorgvrager informeren over de te verlenen zorg	....	....
7 verantwoordelijkheid dragen voor je eigen taken.	....	....

Conclusie

voldaan/niet voldaan	datum	paraaf
	....	....

Deelkwalificatie 405: Verplegen van chronisch zieken, lichamelijk gehandicapten en revaliderenden 1

6 Begeleiden bij de gevolgen van lichamelijke beperkingen

Eindtermen

405.03.1   401.05.1, 2, 3   204.02.1
                              204.03.6

Leerdoelen

Je kunt:
1 een zorgvrager met lichamelijke beperkingen begeleiden bij het verrichten van activiteiten uit de basiszorg
2 veranderingen signaleren in de gezondheidstoestand
3 verandering signaleren in de zorgbehoefte
4 snel veranderende situaties onder controle houden
5 respect tonen voor de zorgvrager, ongeacht sociale of economische status, opleiding, ras en sekse
6 machtsmisbruik voorkomen.

Inleiding

Bij een zorgvrager met lichamelijke beperkingen zijn allerlei vanzelfsprekende lichaamsfuncties weggevallen of veranderd. Bij de meest 'normale' handelingen is hulp nodig. De zorgvrager kan zich zorgen maken of zijn beperkingen erger worden, of over zijn veranderde rol in zijn thuis- of werksituatie. Een zorgvrager die geen of nauwelijks herstel te verwachten heeft, komt voor ingrijpende veranderingen in zijn leven te staan. Als zorgverlener is het je taak hem te begeleiden bij de gevolgen van de lichamelijke beperkingen en het ziek zijn en veranderingen die er hierin optreden. Hierbij dien je een evenwicht te behouden tussen enerzijds de mogelijkheden die de zorgvrager heeft en anderzijds de afhankelijkheid van jou als helper. Alleen dan kun je deze zorgvrager met respect benaderen.

Opdracht

– Begeleid drie zorgvragers met lichamelijke beperkingen bij het verrichten van activiteiten uit de basiszorg.
– Handel, indien dit zich voordoet, adequaat bij een snel veranderende situatie zodat deze onder controle blijft.
– Bespreek met je begeleider:
  • welke lichamelijke beperkingen deze zorgvrager heeft
  • welke veranderingen in de gezondheidstoestand en zorgbehoefte je gesignaleerd hebt
  • op welke wijze je de zorgvrager hierbij begeleid hebt en waarom.

Stappen

1 Voorbereiden

Bereid de opdracht voor. Maak hierbij gebruik van de stappenplankaart en het schema voor vaardigheden.

2 Uitvoeren

Voer de opdracht uit.

3 Evalueren

Bespreek de uitvoering van de opdracht met je begeleider. Je kunt hierbij gebruikmaken van de stappenplankaart en het schema voor vaardigheden.

Evaluatie van de opdracht

Opmerking van de student

_____
_____
_____
_____
_____
_____
_____
_____
_____
_____
_____
_____
_____
_____
_____

Opmerking van de begeleider

_____
_____
_____
_____
_____
_____
_____
_____
_____
_____
_____
_____
_____
_____
_____

Criteria

	voldoende	onvoldoende
Je kunt:		
1 een zorgvrager met lichamelijke beperkingen begeleiden bij het verrichten van activiteiten uit de basiszorg	....	....
2 veranderingen signaleren in de gezondheidstoestand	....	....
3 verandering signaleren in de zorgbehoefte	....	....
4 snel veranderende situaties onder controle houden	....	....
5 respect tonen voor de zorgvrager, ongeacht sociale of economische status, opleiding, ras en sekse	....	....
6 machtsmisbruik voorkomen.	....	....

Conclusie

voldaan/niet voldaan	datum	paraaf
	....	....

7 Een kind en ouder begeleiden

Eindtermen

405.03.5,6   204.02.3,5

Leerdoelen

Je kunt:
1 kind en ouders begeleiden
2 een jeugdige zorgvrager begeleiden
3 de autonomie bevorderen van het kind, zijn ouders en/of de jeugdige zorgvrager
4 zorgvuldig handelen bij intimiteiten.

Inleiding

Geborgenheid ervaren, het niet hebben van angst is een (voor)recht, een recht dat zeker voor kinderen geldt. Voor een ziek kind of een kind met een lichamelijke handicap is dit echter niet zo vanzelfsprekend. Het kind kan zich angstig voelen en de afwezigheid van de ouders/verzorgers kan dit versterken. Van jou als zorgverlener wordt verwacht dat je in staat bent het kind en de ouders/verzorgers de gewenste geborgenheid te geven en angst weg te nemen of te reduceren. Tevens is het belangrijk dat je grenzen kunt stellen aan het gedrag van het kind en je handelen afstemt op zijn ontwikkeling.

Opdracht

- Verzorg meerdere chronisch zieke of lichamelijk gehandicapte kinderen/jeugdigen van verschillende leeftijd en begeleid hen bij het uitvoeren van diverse activiteiten.
- Laat bij deze begeleiding zien dat je je aanpast aan de individuele ontwikkeling van het kind/de jeugdige.
- Betrek de ouders/verzorgers bij de zorgverlening aan het kind en ondersteun hen zo nodig.

Stappen

1 Voorbereiden

Bereid de opdracht voor. Maak hierbij gebruik van de stappenplankaart en het schema voor vaardigheden.

2 Uitvoeren

Voer de opdracht uit.

3 Evalueren

Bespreek de uitvoering van de opdracht met je begeleider. Je kunt hierbij gebruikmaken van de stappenplankaart en het schema voor vaardigheden.

Evaluatie van de opdracht

Opmerking van de student

Opmerking van de begeleider

Criteria

	voldoende	onvoldoende
Je kunt:		
1 kind en ouders begeleiden	....	....
2 een jeugdige zorgvrager begeleiden	....	....
3 de autonomie bevorderen van het kind, zijn ouders en/of de jeugdige zorgvrager	....	....
4 zorgvuldig handelen bij intimiteiten.	....	....

Conclusie

voldaan/niet voldaan	datum	paraaf
	....	....

8 Hulp bieden bij pijnbeleving

Eindtermen

405.04.2   204.02.3
            204.05.1

Leerdoelen

Je kunt:
1 maatregelen nemen die de pijnbeleving verminderen
2 de autonomie van de zorgvrager bevorderen
3 samenwerken met collega's, mantelzorg en vrijwilligers.

Inleiding

Iedereen is bang voor pijn. Pijn is een subjectieve en persoonlijk gewaarwording. Subjectief omdat veel factoren de beleving van pijn beïnvloeden en persoonlijk omdat ieders pijngrens anders is en per persoon weer per situatie verschillend kan zijn. Verder is pijn complex van aard: het heeft psychologische, emotionele en fysiologische aspecten in zich. Vanwege al deze factoren is verpleegkundige begeleiding bij pijn complex. Door de individuele pijnbeleving van een zorgvrager te observeren lever je informatie aan voor adequate pijnbestrijding. Door goede communicatie met en observatie van de zorgvrager kun je een beeld krijgen van de effecten van de pijninterventies die je hebt toegepast.

Opdracht

- Bepaal de pijnbeleving van een chronisch zieke, lichamelijk gehandicapte of revaliderende zorgvrager.
- Voer de passende pijninterventies uit en werk hierbij samen met personen uit je eigen discipline en andere disciplines.
- Geef hierbij je eigen verwachtingen aan ten aanzien van de mogelijkheden van pijnvermindering.
- Observeer de effecten van de pijninterventies.
- Bespreek deze observaties met de zorgvrager en ga na in hoeverre je eigen verwachtingen zijn uitgekomen.

Stappen

1 Voorbereiden

Bereid de opdracht voor. Maak hierbij gebruik van de stappenplankaart en het schema voor vaardigheden.

2 Uitvoeren

Voer de opdracht uit.

3 Evalueren

Bespreek de uitvoering van de opdracht met je begeleider. Je kunt hierbij gebruikmaken van de stappenplankaart en het schema voor vaardigheden.

Evaluatie van de opdracht

Opmerking van de student

Opmerking van de begeleider

Criteria

	voldoende	onvoldoende
Je kunt:		
1 maatregelen nemen die de pijnbeleving verminderen	....	....
2 de autonomie van de zorgvrager bevorderen	....	....
3 samenwerken met collega's, mantelzorg en vrijwilligers.	....	....

Conclusie

voldaan/niet voldaan	datum	paraaf
	....	....

Begeleiden bij angst voor ongeneeslijkheid en dood

Eindtermen

405.03.3, 4   204.02.1
204.03.7

Leerdoelen

Je kunt:
1 een zorgvrager begeleiden bij angst voor ongeneeslijkheid en angst voor de dood
2 een terminale zorgvrager stervensbegeleiding geven
3 respect tonen voor de zorgvrager ongeacht sociale of economische status, ras en sekse
4 zorgvuldig handelen in situaties met ethische vragen en dilemma's.

Inleiding

Ongeneeslijkheid en dood zijn beladen begrippen. Het is belangrijk dat je nadenkt over wat deze begrippen voor jezelf betekenen. Hoe jij als verpleegkundige zelf staat tegenover ongeneeslijkheid en dood is bepalend voor de begeleiding die je kunt bieden. Zowel bij de zorgvrager die pas kort weet dat hij een levensbedreigende aandoening heeft als bij de zorgvrager die weet dat de dood nabij is, spelen angsten een rol. De begeleiding die je geeft moet je afstemmen op de betreffende vorm van angst.

Opdracht

- Begeleid een zorgvrager bij angst voor ongeneeslijkheid.
- Begeleid een zorgvrager bij angst voor de dood.
- Geef stervensbegeleiding aan een terminale zorgvrager.
- Geef er in je begeleiding blijk van dat je ethisch handelt en rekening houdt met persoonlijke waarden en normen van de zorgvrager, naasten en collega's.

Stappen

1 Voorbereiden

Bereid de opdracht voor. Maak hierbij gebruik van de stappenplankaart en het schema voor vaardigheden.

2 Uitvoeren

Voer de opdracht uit.

3 Evalueren

Bespreek de uitvoering van de opdracht met je begeleider. Je kunt hierbij gebruikmaken van de stappenplankaart en het schema voor vaardigheden.

Evaluatie van de opdracht

Opmerking van de student

Opmerking van de begeleider

Criteria

	voldoende	onvoldoende
Je kunt:		
1 een zorgvrager begeleiden bij angst voor ongeneeslijkheid en angst voor de dood	....	....
2 een terminale zorgvrager stervensbegeleiding geven	....	....
3 respect tonen voor de zorgvrager ongeacht sociale of economische status, ras en sekse	....	....
4 zorgvuldig handelen in situaties met ethische vragen en dilemma's.	....	....

Conclusie

voldaan/niet voldaan	datum	paraaf
	....	....

Deelkwalificatie 405: Verplegen van chronisch zieken, lichamelijk gehandicapten en revaliderenden 1

10 Preventie en GVO toepassen

Eindtermen

405.05.1	303.02.1, 2, 3	204.01,2
	303.03.1, 2	204.02.3
	303.04.1, 2, 3, 4, 5, 6, 7	

Leerdoelen

Je kunt:
1. voorlichting geven aan een chronisch zieke, lichamelijk gehandicapte en revaliderende zorgvrager en naasten gericht op het voorkomen van ongezond gedrag en ziekte
2. bij een zorgvrager symptomen observeren van stoornissen, beperkingen of handicaps
3. uitkomsten van de observatie rapporteren aan de verantwoordelijke van zorg
4. bij een zorgvrager reacties waarnemen op stoornissen, beperkingen of handicaps
5. maatregelen treffen om de negatieve effecten van gezondheidsproblemen te voorkomen
6. adequaat communiceren met een zorgvrager
7. de autonomie van een zorgvrager hanteren.

Inleiding

Voorkomen is beter dan genezen! Ten eerste is dit in het belang van de zorgvrager die geen of een minder lange behandeling nodig heeft en ten tweede worden hiermee kosten beteugeld. Als zorgverlener richt je een groot deel van je werkzaamheden op beperken van gezondheidsrisico's of voorkomen van complicaties, zoals het geven van voorlichting over hygiëne en veiligheid of het voorkomen van hospitalisatie. Goede observatie en tijdige herkenning van stoornissen kunnen ook verergering in de gezondheidssituatie van de zorgvrager voorkomen. Steeds weer dien je hierop de juiste maatregelen af te stemmen, zodat je op professionele wijze een bijdrage levert aan optimale zorgverlening en onnodige behandeling voorkomt.

Opdracht

- Geef voorlichting aan een chronisch zieke en een lichamelijk gehandicapte of revaliderende zorgvrager over hygiëne en veiligheid van de omgeving.
- Tref maatregelen om de negatieve effecten van gezondheidsproblemen te voorkomen.
- Voer mogelijkheden uit om de gevolgen van hospitalisatie te beperken:
  - betrek de zorgvrager maximaal bij de te verlenen zorg en de dagindeling
  - bevorder de autonomie van de zorgvrager
  - wees kritisch ten opzichte van regels die gelden voor de zorgvrager.

Stappen

1 Voorbereiden

Bereid de opdracht voor. Maak hierbij gebruik van de stappenplankaart en het schema voor vaardigheden.

2 Uitvoeren

Voer de opdracht uit.

3 Evalueren

Bespreek de uitvoering van de opdracht met je begeleider. Je kunt hierbij gebruikmaken van de stappenplankaart en het schema voor vaardigheden.

Deelkwalificatie 405: Verplegen van chronisch zieken, lichamelijk gehandicapten en revaliderenden 1

Evaluatie van de opdracht

Opmerking van de student

_____
_____
_____
_____
_____
_____
_____
_____
_____
_____
_____
_____
_____
_____

Opmerking van de begeleider

_____
_____
_____
_____
_____
_____
_____
_____
_____
_____
_____
_____

Criteria

Je kunt:	voldoende	onvoldoende
1 voorlichting geven aan een chronisch zieke, een lichamelijk gehandicapte en een revaliderende zorgvrager en naasten gericht op het voorkomen van ongezond gedrag en ziekte	....	....
2 bij een zorgvrager symptomen observeren van stoornissen, beperkingen of handicaps	....	....
3 uitkomsten van de observatie rapporteren aan de verantwoordelijke van zorg	....	....
4 bij een zorgvrager reacties waarnemen op stoornissen, beperkingen of handicaps	....	....
5 maatregelen treffen om de negatieve effecten van gezondheidsproblemen te voorkomen	....	....
6 adequaat communiceren met een zorgvrager	....	....
7 de autonomie van een zorgvrager hanteren.	....	....

Conclusie

voldaan/niet voldaan	datum	paraaf
	....	....

11 Coördineren van zorg

Eindtermen

405.06.1	403.01.1, 2, 3, 4, 5, 6, 7, 8	204.01.3
	403.03.1, 2, 3	204.04.1
	403.05	

Leerdoelen

Je kunt:
1 de zorg coördineren in situaties met een chronisch zieke, lichamelijk gehandicapte of revaliderende zorgvrager
2 een eigen werkplanning maken
3 een bijeenkomst organiseren voor naasten/ouders/wettelijke vertegenwoordigers
4 werkbare afspraken maken
5 je eigen mening naar voren brengen.

Inleiding

Als verpleegkundige in de 24-uurs zorg heb je een spilfunctie. Je bent de vaste factor in het zorgproces waarbij veel verschillende mensen betrokken zijn. Daarom is een goede coördinatie nodig, wat meer is dan overleg alleen. Tijdens het overleg wordt er immers geen directe zorg geleverd aan de zorgvrager. Als verpleegkundige in de spilfunctie is het dus de kunst effectief en efficiënt te communiceren, zodat dit de kwaliteit van de zorg voor de zorgvrager ten goede komt.

Opdracht

- Coördineer de zorg rondom een chronisch zieke, revaliderende of lichamelijk gehandicapte zorgvrager. Maak bij het coördineren gebruik van een zelf opgestelde werkplanning.
- Laat bij het afstemmen van de zorgverlening zien dat je op doelgerichte wijze communiceert met de zorgvrager en zijn naaste, collega's uit je eigen en de andere disciplines.
- Neem deel aan een multidisciplinair overleg, waarin de zorgverlening van een of meer zorgvragers aan de orde komt. Geef zo nodig je eigen mening en/of informatie vanuit het verpleegplan.
- Organiseer een bijeenkomst voor naasten/ouders/wettelijk vertegenwoordigers van een chronisch zieke, revaliderende of lichamelijk gehandicapte zorgvrager en neem deel aan deze bespreking.

Stappen

1 Voorbereiden

Bereid de opdracht voor. Maak hierbij gebruik van de stappenplankaart en het schema voor vaardigheden.

2 Uitvoeren

Voer de opdracht uit.

3 Evalueren

Bespreek de uitvoering van de opdracht met je begeleider. Je kunt hierbij gebruikmaken van de stappenplankaart en het schema voor vaardigheden.

Deelkwalificatie 405: Verplegen van chronisch zieken, lichamelijk gehandicapten en revaliderenden 1

Evaluatie van de opdracht

Opmerking van de student

Opmerking van de begeleider

Criteria

	voldoende	onvoldoende
Je kunt:		
1 de zorg coördineren in situaties met een chronisch zieke, lichamelijk gehandicapte of een revaliderende zorgvrager	....	....
2 een eigen werkplanning maken	....	....
3 een bijeenkomst organiseren voor naasten/ouders/ wettelijke vertegenwoordigers	....	....
4 werkbare afspraken maken	....	....
5 je eigen mening naar voren brengen.	....	....

Conclusie

voldaan/niet voldaan	datum	paraaf
	....	....

Deelkwalificatie 405: Verplegen van chronisch zieken, lichamelijk gehandicapten en revaliderenden 1

12 Signaleren van knelpunten

Eindtermen

405.06.1   403.04.1, 2   204.03.1
                           204.04.5

Leerdoelen

Je kunt:
1 knelpunten signaleren op het gebied van de zorgverlening
   - materiële knelpunten
   - immateriële knelpunten
2 initiatieven nemen om dergelijke knelpunten op te lossen
3 zorg coördineren in situaties met een chronisch zieke, lichamelijk gehandicapte en revaliderende zorgvrager
4 verantwoordelijkheid dragen voor eigen taken
5 onderhandelen met collega's.

Inleiding

In je werk als zorgverlener wil je kwalitatief goede zorg verlenen. Om dit resultaat te bereiken heb je hulpmiddelen, protocollen, werkinstructies en begeleiding nodig. Al datgene wat minimaal nodig is om je werk goed te kunnen uitvoeren, wordt de materiële en immateriële randvoorwaarden genoemd. Wanneer je tijdens je dagelijks werk merkt dat het juiste hulpmiddel er niet is, dan spreek je van een materieel knelpunt. Wanneer de sfeer onderling niet goed is, of er zijn problemen in de samenwerking met collega's, dan spreek je van een immaterieel knelpunt. Aan jou de taak om knelpunten te herkennen, deze te bespreken met de juiste personen en initiatief te nemen om tot een oplossing te komen.

Opdracht

- Bespreek met je begeleider een materieel knelpunt welke je waarneemt in de zorgverlening aan een chronisch zieke, lichamelijk gehandicapte of revaliderende zorgvrager met je begeleider.
- Draag een mogelijke oplossing aan.
- Neem initiatief om deze oplossing tot uitvoering te brengen.
- Voer deze opdracht ook uit naar aanleiding van een immaterieel knelpunt.

Stappen

1 Voorbereiden

Bereid de opdracht voor. Maak hierbij gebruik van de stappenplankaart en het schema voor vaardigheden.

2 Uitvoeren

Voer de opdracht uit.

3 Evalueren

Bespreek de uitvoering van de opdracht met je begeleider. Je kunt hierbij gebruikmaken van de stappenplankaart en het schema voor vaardigheden.

Evaluatie van de opdracht

Opmerking van de student

_____
_____
_____
_____
_____
_____
_____
_____
_____
_____
_____
_____
_____
_____
_____
_____

Opmerking van de begeleider

_____
_____
_____
_____
_____
_____
_____
_____
_____
_____
_____
_____
_____
_____

Criteria

	voldoende	onvoldoende
Je kunt:		
1 knelpunten signaleren op het gebied van de zorgverlening		
– materiële knelpunten	....	....
– immateriële knelpunten	....	....
2 initiatieven nemen om dergelijke knelpunten op te lossen	....	....
3 zorg coördineren in situaties met een chronisch zieke, lichamelijk gehandicapte en revaliderende zorgvrager	....	....
4 verantwoordelijkheid dragen voor eigen taken	....	....
5 onderhandelen met collega's.	....	....

Conclusie

voldaan/niet voldaan	datum	paraaf
	....	....

13 Kwaliteitszorg en deskundigheidsbevordering

Eindtermen

405.07.1

Leerdoel

Je kunt bij het verplegen van chronisch zieken, lichamelijk gehandicapten en revaliderenden kwaliteitszorg en deskundigheidsbevordering toepassen.

Inleiding

Kwaliteitszorg en deskundigheidsbevordering zijn belangrijke onderdelen van het beroep van verpleegkundige. In een notendop: hoe zorg je voor kwaliteit in de zorgverlening en hoe word en blijf je deskundig op je vakgebied? Over deze thema's zijn zeven opdrachten beschreven bij deelkwalificatie 404. In het kader van de zorg voor chronisch zieken, lichamelijk gehandicapten en revaliderenden kies je een of meer opdrachten die je toepast op deze zorgcategorie. Uiteindelijk is het de bedoeling dat je in de basis- en hoofdfase van je opleiding alle opdrachten van deelkwalificatie 404 hebt uitgevoerd. In de differentiatiefase kun je deze opdrachten opnieuw gebruiken om je in de kwaliteitszorg en deskundigheidsbevordering te verdiepen bij de zorgcategorie van je keuze.

Opdracht

- Kies in overleg met je begeleider een of meer opdrachten uit deelkwalificatie 404, zoals deze in dit boek beschreven staan.
- Pas deze opdracht toe in de zorg voor chronisch zieken, lichamelijk gehandicapten en revaliderenden.

Stappen

1 Voorbereiden

Bereid de opdracht voor. Maak hierbij gebruik van de stappenplankaart en het schema voor vaardigheden.

2 Uitvoeren

Voer de opdracht uit.

3 Evalueren

Bespreek de uitvoering van de opdracht met je begeleider. Je kunt hierbij gebruikmaken van de stappenplankaart en het schema voor vaardigheden.

Evaluatie van de opdracht

Opmerking van de student

Opmerking van de begeleider

Criteria

	voldoende	onvoldoende
Je kunt bij het verplegen van chronisch zieken, lichamelijk gehandicapten en revaliderenden kwaliteitszorg en deskundigheidsbevordering toepassen.	....	....

Conclusie

voldaan/niet voldaan	datum	paraaf
	....	....

Deelkwalificatie 407: Verplegen van geriatrische zorgvragers 1

1 Inschatten van de zorgbehoefte

2 Opstellen van een verpleegplan

3 Basiszorg verlenen en rapporteren

4 Verpleegplan evalueren en bijstellen

5 Zorg dragen voor ontslag en overdracht

6 Toepassen van beïnvloedingsmethoden en benaderingswijzen

7 Begeleiden bij het dagprogramma

8 Moeilijk gedrag hanteren

9 Begeleiden bij contacten

10 Preventie en GVO toepassen

11 Coördineren van zorg

12 Signaleren van knelpunten

13 Kwaliteitszorg en deskundigheidsbevordering

Deelkwalificatie 407: Verplegen van geriatrische zorgvragers 1

1 Inschatten van de zorgbehoefte

Eindtermen

407.02.1, 2	401.02.1, 2, 3, 4	204.02.1, 2
	401.03	204.01.1, 2
		204.02.1

Leerdoelen

Je kunt:
1 systematisch gegevens verzamelen aan de hand van standaarden (diagnostische categorieën) over en in samenwerking met een geriatrische zorgvrager, diens naasten en/of wettelijke vertegenwoordigers
2 in samenhang betekenis geven aan de verzamelde informatie met betrekking tot verpleegkundige zorg
3 een verpleegkundige diagnose stellen aan de hand van standaarden
4 adequaat communiceren met de geriatrische zorgvrager
5 respect tonen voor de geriatrische zorgvrager.

Inleiding

Om goed te kunnen bepalen welke hulp een geriatrische zorgvrager nodig heeft moet je erachter zien te komen hoe het écht met iemand gaat. In de eerste contacten die je hebt met een geriatrische zorgvrager, diens naasten of wettelijke vertegenwoordigers, verzamel je daarover zoveel mogelijk informatie.
De uitkomsten van de gegevens vormen de basis voor het bepalen van de (verpleegkundige) doelen en (verpleegkundige) zorg. Zolang je gegevens niet compleet zijn dien je voorzichtig te zijn met je conclusies. Door middel van dossierbestudering, een juiste anamnese en gericht observeren kom je tot de verpleegkundige diagnose.

Opdracht

- Bespreek met je werkbegeleider bij welke geriatrische zorgvrager je deze opdracht uit kunt voeren.
- Verzamel de benodigde gegevens.
- Observeer de geriatrische zorgvrager.
- Laat in je handelen zien dat je de geriatrische zorgvrager respectvol bejegent.
- Bespreek je opgestelde verpleegkundige diagnose met je werkbegeleider.

Stappen

1 Voorbereiden

Bereid de opdracht voor. Maak hierbij gebruik van de stappenplankaart en het schema voor vaardigheden.

2 Uitvoeren

Voer de opdracht uit.

3 Evalueren

Bespreek de uitvoering van de opdracht met je begeleider. Je kunt hierbij gebruikmaken van de stappenplankaart en het schema voor vaardigheden.

Evaluatie van de opdracht

Opmerking van de student

Opmerking van de begeleider

Criteria

	voldoende	onvoldoende
Je kunt:		
1 systematisch gegevens verzamelen aan de hand van standaarden (diagnostische categorieën) over en in samenwerking met een geriatrische zorgvrager, diens naasten en/of wettelijke vertegenwoordigers	....	....
2 in samenhang betekenis geven aan de verzamelde informatie met betrekking tot verpleegkundige zorg	....	....
3 een verpleegkundige diagnose stellen aan de hand van standaarden	....	....
4 adequaat communiceren met de geriatrische zorgvrager	....	....
5 respect tonen voor de geriatrische zorgvrager.	....	....

Conclusie

voldaan/niet voldaan	datum	paraaf
	....	....

Deelkwalificatie 407: Verplegen van geriatrische zorgvragers 1

2 Opstellen van een verpleegplan

Eindtermen

407.02.1, 2   401.04.1, 2, 3, 4, 5   302.13   204.02
                                                 204.04.5

Leerdoelen

Je kunt:
1 een verpleegplan opstellen, dat wil zeggen:
   - verpleegdoelen formuleren
   - verpleegkundige interventies kiezen
   - het verpleegplan vaststellen in overleg met de geriatrische zorgvrager en/of naasten
   - het verpleegplan afstemmen met andere disciplines
2 relevante gegevens over de geriatrische zorgvrager in samenhang aan andere disciplines en/of diens naasten rapporteren
3 als intermediair optreden voor de geriatrische zorgvrager
4 respect tonen voor de geriatrische zorgvrager.

Inleiding

Een individueel verpleegplan wordt opgesteld om verpleegdoelen te kunnen bereiken. In de verpleegdoelen staat weergegeven wat de geriatrische zorgvrager en verpleegkundige wensen te bereiken. Door samen met de geriatrische zorgvrager diens wensen en behoeften duidelijk aan te geven bij alle belanghebbenden voorkom je dat de belangen van deze zorgvrager over het hoofd worden gezien en werk je mee aan de realisering van de verpleegdoelen.

Opdracht

- Bespreek met je begeleider van welke geriatrische zorgvrager je een verpleegplan op zult stellen.
- Verzamel de benodigde gegevens.
- Bespreek de wensen en behoeften van de geriatrische zorgvrager met belanghebbenden en maak hieruit een keuze voor de juiste interventies.
- Rapporteer de relevante gegevens aan andere disciplines en/of naasten.
- Laat in je handelen zien dat je de zorgvrager respectvol bejegent.
- Bespreek je verpleegplan met je begeleider.

Stappen

1 Voorbereiden

Bereid de opdracht voor. Maak hierbij gebruik van de stappenplankaart en het schema voor vaardigheden.

2 Uitvoeren

Voer de opdracht uit.

3 Evalueren

Bespreek de uitvoering van de opdracht met je begeleider. Je kunt hierbij gebruikmaken van de stappenplankaart en het schema voor vaardigheden.

Deelkwalificatie 407: Verplegen van geriatrische zorgvragers 1

Evaluatie van de opdracht

Opmerking van de student

___

Opmerking van de begeleider

___

Criteria

	voldoende	onvoldoende
Je kunt:		
1 een individueel verpleegplan opstellen dat wil zeggen:		
– verpleegdoelen formuleren	....	....
– verpleegkundige interventies kiezen	....	....
– het verpleegplan vaststellen in overleg met de geriatrische zorgvrager en/of naasten	....	....
– het verpleegplan afstemmen met andere disciplines	....	....
2 relevante gegevens over de geriatrische zorgvrager in samenhang aan andere disciplines en/of diens naasten rapporteren	....	....
3 als intermediair optreden voor de geriatrische zorgvrager	....	....
4 respect tonen voor de geriatrische zorgvrager.	....	....

Conclusie

voldaan/niet voldaan	datum	paraaf
	....	....

Deelkwalificatie 407: Verplegen van geriatrische zorgvragers 1

3 Basiszorg verlenen en rapporteren

Eindtermen

407.02.1   401.07.1, 2, 3, 4, 5   204.01.2, 8
407.03.1   204.02.1, 2, 3

Leerdoelen

Je kunt:
1 basiszorg verlenen aan een geriatrische zorgvrager, met specifieke aandacht voor mondhygiëne, decubitespreventie, decorumverlies en bewustzijnscontrole
2 informatie over de zorgvraag in samenhang mondeling rapporteren zowel naar het team, naar degene die de zorg overneemt als naar andere disciplines
3 informatie over de zorgvraag in samenhang schriftelijk rapporteren door deze te registreren in het dossier van een zorgvrager
4 informatie administreren volgens het daartoe bestemde (geautomatiseerde) systeem
5 relevante gegevens aan andere disciplines rapporteren
6 adequaat communiceren met de geriatrische zorgvrager omtrent diens gewoonten en grenzen ten aanzien van de verpleegkundige zorg.

Inleiding

Basiszorg verlenen aan een geriatrische zorgvrager kan soms moeizaam verlopen omdat deze mogelijk moeite heeft met te accepteren dat hij hulp nodig heeft. Het is van belang om alle betrokkenen zo goed mogelijk mondeling en/of schriftelijk te informeren. Mondeling worden vaak de bijzonderheden van dat moment doorgegeven. Schriftelijke rapportage is steeds opnieuw te raadplegen en helpt om volledig op de hoogte te blijven van de toestand van de geriatrische zorgvrager.

Opdracht

- Bespreek met je werkbegeleider bij welke geriatrische zorgvrager je basiszorg zult verlenen.
- Tref de juiste voorbereidingen en voer de basiszorg uit.
- Informeer de zorgvrager op een correcte wijze over de handelingen die je uitvoert.
- Houd rekening met de taken van andere collega's, mantelzorgers of vrijwilligers en met wat de zorgvrager nog zelfstandig uit kan voeren.
- Rapporteer mondeling aan je werkbegeleider.
- Maak een schriftelijke weerslag hiervan in het zorgdossier.

Stappen

1 Voorbereiden

Bereid de opdracht voor. Maak hierbij gebruik van de stappenplankaart en het schema voor vaardigheden.

2 Uitvoeren

Voer de opdracht uit.

3 Evalueren

Bespreek de uitvoering van de opdracht met je begeleider. Je kunt hierbij gebruikmaken van de stappenplankaart en het schema voor vaardigheden.

Deelkwalificatie 407: Verplegen van geriatrische zorgvragers 1

Evaluatie van de opdracht

Opmerking van de student

Opmerking van de begeleider

Criteria

	voldoende	onvoldoende
Je kunt:		
1 basiszorg verlenen aan een geriatrische zorgvrager, met specifieke aandacht voor mondhygiëne, decubitespreventie, decorumverlies en bewustzijnscontrole	....	....
2 informatie over de zorgvraag in samenhang mondeling rapporteren zowel naar het team, naar degene die de zorg overneemt als naar andere disciplines	....	....
3 informatie over de zorgvraag in samenhang schriftelijk rapporteren door deze te registreren in het dossier van een zorgvrager	....	....
4 informatie administreren volgens het daartoe bestemde (geautomatiseerde) systeem	....	....
5 relevante gegevens aan andere disciplines rapporteren	....	....
6 adequaat communiceren met de geriatrische zorgvrager omtrent diens gewoonten en grenzen ten aanzien van de verpleegkundige zorg.	....	....

Conclusie

voldaan/niet voldaan	datum	paraaf
	....	....

4 Verpleegplan evalueren en bijstellen

Eindtermen

407.02.1   401.06.1, 2   204.01.2, 8
407.03.1   204.02.1
                           204.04.5

Leerdoelen

Je kunt:
1 basiszorg verlenen aan een geriatrische zorgvrager
2 veranderingen in de gezondheidstoestand en zorgbehoefte signaleren
3 een verpleegplan evalueren in overleg met een geriatrische zorgvrager, naasten en/of wettelijke vertegenwoordigers
4 een verpleegplan bijstellen in overleg met de geriatrische zorgvrager, naasten en/of wettelijke vertegenwoordigers
5 adequaat communiceren met de geriatrische zorgvrager
6 onderhandelen met collega's, leidinggevende en de geriatrische zorgvrager omtrent de bijstelling van het verpleegplan.

Inleiding

Verplegen is een continu, dynamisch proces. Je hebt voortdurend te maken met gewenste en verwachte, maar ook met ongewenste en onverwachte veranderingen in de zorgbehoefte. Als verpleegkundige dien je tijdens de zorgverlening de geriatrische zorgvrager goed te observeren en veranderingen te signaleren. Jij moet actie ondernemen om het verpleegplan te evalueren en te actualiseren. Aandachtspunten zijn hierbij het gebruik van diverse hulpmiddelen en de omgang van de zorgvrager met de diverse therapieën.

Opdracht

- Kies in overleg met je werkbegeleider bij welke geriatrische zorgvrager je basiszorg verleent. Besteed aandacht aan het gebruik van diverse hulpmiddelen of de wijze van omgaan met de therapie.
- Tref de juiste voorbereidingen en voer de basiszorg uit.
- Bekijk zorgvuldig of de gehanteerde afspraken en het gebruik van hulpmiddelen uit het verpleegplan nog aansluiten bij de zorgbehoefte van de zorgvrager.
- Informeer de zorgvrager over afspraken die mogelijk gewijzigd dienen te worden.
- Houd rekening met de grenzen en emoties van de zorgvrager.
- Bespreek deze veranderingen met leidinggevende en andere collega's.
- Stel het verpleegplan bij en draag zorg voor een duidelijke rapportage hierover in het dossier.

Stappen

1 Voorbereiden

Bereid de opdracht voor. Maak hierbij gebruik van de stappenplankaart en het schema voor vaardigheden.

2 Uitvoeren

Voer de opdracht uit.

3 Evalueren

Bespreek de uitvoering van de opdracht met je begeleider. Je kunt hierbij gebruikmaken van de stappenplankaart en het schema voor vaardigheden.

Deelkwalificatie 407: Verplegen van geriatrische zorgvragers 1

Evaluatie van de opdracht

Opmerking van de student

_____
_____
_____
_____
_____
_____
_____
_____
_____
_____
_____
_____
_____

Opmerking van de begeleider

_____
_____
_____
_____
_____
_____
_____
_____
_____
_____
_____
_____
_____

Criteria

	voldoende	*onvoldoende*
Je kunt:		
1 basiszorg verlenen aan een geriatrische zorgvrager	....	....
2 veranderingen in de gezondheidstoestand en zorgbehoefte signaleren	....	....
3 een verpleegplan evalueren in overleg met een geriatrische zorgvrager, naasten en/of wettelijke vertegenwoordigers	....	....
4 een verpleegplan bijstellen in overleg met de geriatrische zorgvrager, naasten en/of wettelijke vertegenwoordigers	....	....
5 adequaat communiceren met de geriatrische zorgvrager	....	....
6 onderhandelen met collega's, leidinggevende en de geriatrische zorgvrager omtrent de bijstelling van het verpleegplan.	....	....

Conclusie

voldaan/niet voldaan	**datum**	**paraaf**
	....	....

Deelkwalificatie 407: Verplegen van geriatrische zorgvragers 1

5 Zorg dragen voor ontslag en overdracht

Eindtermen

407.02.1   403.02.1, 2, 3, 4   204.01.8
                                   204.03.1

Leerdoelen

Je kunt:
1 een exitgesprek voeren
2 zorg dragen voor het ontslag van een geriatrische zorgvrager
3 een geriatrische zorgvrager overdragen naar een andere afdeling
4 een geriatrische zorgvrager overdragen naar een andere instelling/setting
5 de geriatrische zorgvrager informeren over de te verlenen zorg
6 de verantwoordelijkheid dragen over de eigen taken.

Inleiding

Verplegen is een dynamisch proces waarbij je voortdurend te maken hebt met veranderingen in de zorgbehoefte. Bij herstel na een operatie kan een geriatrische zorgvrager mogelijk weer voor zichzelf zorgen. Of er kan nog zorg nodig zijn, maar andere dan binnen jouw afdeling of instelling geboden kan worden. Overplaatsing naar een afdeling of zorginstelling waar deze zorg wel aanwezig is ligt dan voor de hand. Een exitgesprek geeft de mogelijkheid terug te kijken op de verleende zorg en afspraken te maken over het vervolg. De zorgverleners in de nieuwe setting dienen hierover goed geïnformeerd te worden.

Opdracht

– Ga na welke geriatrische zorgvrager met ontslag gaat of overgeplaatst gaat worden.
– Bespreek in een exitgesprek met deze zorgvrager hoe hij de verleende zorg ervaren heeft en welke mogelijkheden er eventueel zijn in de vervolgsituatie.
– Zorg dat je de juiste informatie overdraagt en stem af welke verantwoordelijkheden ieder daarin heeft zodat continuïteit van zorg gewaarborgd blijft.

Stappen

1 Voorbereiden

Bereid de opdracht voor. Maak hierbij gebruik van de stappenplankaart en het schema voor vaardigheden.

2 Uitvoeren

Voer de opdracht uit.

3 Evalueren

Bespreek de uitvoering van de opdracht met je begeleider. Je kunt hierbij gebruikmaken van de stappenplankaart en het schema voor vaardigheden.

Deelkwalificatie 407: Verplegen van geriatrische zorgvragers 1

Evaluatie van de opdracht

Opmerking van de student

_____
_____
_____
_____
_____
_____
_____
_____
_____
_____
_____
_____
_____
_____
_____
_____

Opmerking van de begeleider

_____
_____
_____
_____
_____
_____
_____
_____
_____
_____
_____
_____
_____
_____

Criteria

	voldoende	onvoldoende
Je kunt:		
1 een exitgesprek voeren	....	....
2 zorg dragen voor het ontslag van een geriatrische zorgvrager	....	....
3 een geriatrische zorgvrager overdragen naar een andere afdeling	....	....
4 een geriatrische zorgvrager overdragen naar een andere instelling/setting	....	....
5 de geriatrische zorgvrager informeren over de te verlenen zorg	....	....
6 de verantwoordelijkheid dragen over de eigen taken.	....	....

Conclusie

voldaan/niet voldaan	datum	paraaf
	....	....

6 Toepassen van beïnvloedingsmethoden en benaderingswijzen

Eindtermen

407.03.2, 3   204.02.1, 4
                 204.03.6

Leerdoelen

Je kunt:
1 beïnvloedingsmethoden toepassen bij een geriatrische zorgvrager met problemen van fysieke en/of psychische aard, overeenkomstig het verpleegplan en in overleg met de verantwoordelijke van zorg
2 zorgen voor het dagprogramma van een geriatrische zorgvrager en deze begeleiden bij de noodzakelijke aanpassingen in de leefwijze
3 de verantwoordelijkheid van de geriatrische zorgvrager hanteren
4 machtsmisbruik voorkomen.

Inleiding

Een geriatrische zorgvrager kan zich in de eigen omgeving onveilig voelen omdat hij bepaalde dingen niet goed meer weet te plaatsen. Als zorgverlener kun je het gevoel van veiligheid vergroten door gebruik te maken van beïnvloedingsmethoden. Met de juiste methode sluit je aan bij de belevingswereld en emoties van de geriatrische zorgvrager waardoor het contact beter verloopt. Naast kennis over beïnvloedingsmethoden op zowel lichamelijk als psychosociaal gebied, is het belangrijk dat je inlevingsvermogen hebt en communiceert. Een zorgvrager die zich onveilig voelt is kwetsbaar. Het is dan ook van belang de eigen verantwoordelijkheid van de geriatrische zorgvrager te hanteren en machtsmisbruik te voorkomen.

Opdracht

- Stel vast welke beïnvloedingsmethoden je wilt gaan gebruiken en bij welke zorgvrager. Bespreek je keuze met je werkbegeleider en beargumenteer deze.
- Pas de beïnvloedings- of benaderingswijze toe vanuit respect voor de grenzen, emoties en gevoelens van de zorgvrager.
- Houd rekening met de eigen verantwoordelijkheid van de geriatrische zorgvrager.
- Bespreek het resultaat van je werkwijze met je begeleider.

Stappen

1 Voorbereiden

Bereid de opdracht voor. Maak hierbij gebruik van de stappenplankaart en het schema voor vaardigheden.

2 Uitvoeren

Voer de opdracht uit.

3 Evalueren

Bespreek de uitvoering van de opdracht met je begeleider. Je kunt hierbij gebruikmaken van de stappenplankaart en het schema voor vaardigheden.

Deelkwalificatie 407: Verplegen van geriatrische zorgvragers 1

Evaluatie van de opdracht

Opmerking van de student

Opmerking van de begeleider

Criteria

	voldoende	onvoldoende
Je kunt:		
1 beïnvloedingsmethoden toepassen bij een geriatrische zorgvrager met problemen van fysieke en/of psychische aard, overeenkomstig het verpleegplan en in overleg met de verantwoordelijke van zorg	....	....
2 zorgen voor het dagprogramma van een geriatrische zorgvrager en deze begeleiden bij de noodzakelijke aanpassingen in de leefwijze	....	....
3 de verantwoordelijkheid van de geriatrische zorgvrager hanteren	....	....
4 machtsmisbruik voorkomen.	....	....

Conclusie

voldaan/niet voldaan	datum	paraaf
	....	....

Deelkwalificatie 407: Verplegen van geriatrische zorgvragers 1

7 Begeleiden bij het dagprogramma

Eindtermen

407.03.3   204.02.1
               204.02.3
               204.05.1

Leerdoelen

Je kunt:
1 zorgen voor het dagprogramma van de zorgvrager:
   - activiteiten organiseren gericht op ontspanning en recreatie
   - stimuleren tot activiteiten
   - begeleiden bij noodzakelijke aanpassingen in de leefwijze
   - oefeningen aanbieden voor geheugentraining, vitaliteitstraining en zintuigactivering
   - het beoogde effect van de activiteiten bewaken
2 huishoudelijke zorg verlenen in situaties met een geriatrische zorgvrager
3 de zorgvrager respecteren
4 de zelfstandigheid van de zorgvrager bevorderen
5 samenwerken met collega's, mantelzorg en vrijwilligers.

Inleiding

Vroeg op, snel opruimen, lekker gaan sporten en 's avonds uit? Of liever lang in bed blijven, uitgebreid ontbijten en dan winkelen? Ieder heeft zijn eigen manier om de dag te besteden met activiteiten die voldoening geven, ontspannend zijn of om in contact te komen met anderen. Voor de geriatrische zorgvrager is het moeilijk om zelf invulling aan de dag te geven. Dagelijkse activiteiten en eventuele behandelingen zijn gepland. Het kan voor de zorgvrager moeilijk te overzien zijn. Als verpleegkundige hoort het tot je taak de geriatrische zorgvrager te begeleiden bij zijn dagprogramma.

Opdracht

- Kies een zorgvrager voor wie je een dagprogramma wilt opstellen. Denk hierbij aan onderstaande punten:
  - hoe ziet de dagbesteding van de zorgvrager er nu uit
  - wat wil je bereiken met het programma dat je op wilt stellen
  - welke informatie heb je nodig om een dagprogramma op te stellen
  - op welke manier betrek je de zorgvrager in het opstellen van een dagprogramma
  - op welke manier betrek je relaties en andere disciplines van de zorgvrager
  - waarmee hou je rekening bij het samenstellen van een evenwichtig dagprogramma
  - hoe bevorder je bij het opstellen van een dagprogramma de autonomie van de zorgvrager?
- Stel een dagprogramma op voor een geriatrische zorgvrager en bespreek dit met je begeleider.
- Begeleid een geriatrische zorgvrager bij de uitvoering van het dagprogramma.
- Help een geriatrische zorgvrager bij de uitvoering van de huishoudelijke taken.
- Help een geriatrische zorgvrager bij geheugentraining, vitaliteitstraining en zintuigactivering.

Stappen

1 Voorbereiden

Bereid de opdracht voor. Maak hierbij gebruik van de stappenplankaart en het schema voor vaardigheden.

2 Uitvoeren

Voer de opdracht uit.

3 Evalueren

Bespreek de uitvoering van de opdracht met je begeleider. Je kunt hierbij gebruikmaken van de stappenplankaart en het schema voor vaardigheden.

Evaluatie van de opdracht

Opmerking van de student

Opmerking van de begeleider

Criteria

	voldoende	onvoldoende
Je kunt:		
1 zorgen voor het dagprogramma van de zorgvrager:		
– activiteiten organiseren gericht op ontspanning en recreatie	....	....
– stimuleren tot activiteiten	....	....
– begeleiden bij noodzakelijke aanpassingen in de leefwijze	....	....
– oefeningen aanbieden voor geheugentraining, vitaliteitstraining en zintuigactivering	....	....
– het beoogde effect van de activiteiten bewaken	....	....
2 huishoudelijke zorg verlenen in situaties met een geriatrische zorgvrager	....	....
3 de zorgvrager respecteren	....	....
4 de zelfstandigheid van de zorgvrager bevorderen	....	....
5 samenwerken met collega's, mantelzorg en vrijwilligers.	....	....

Conclusie

voldaan/niet voldaan	datum	paraaf
	....	....

Moeilijk gedrag hanteren

Eindtermen

407.03.4, 5   401.05.1, 2, 3   204.01.6
                                 204.03.6
                                 204.04.4

Leerdoelen

Je kunt:
1 een geriatrische zorgvrager met gedragsproblemen begeleiden
2 eerste hulp verlenen op psychosociaal gebied
3 een zorgvrager monitoren
4 handelen in conflictsituaties
5 machtsmisbruik voorkomen
6 adequaat handelen bij fysieke agressie.

Inleiding

Een altijd bescheiden en rustige geriatrische zorgvrager wordt opeens erg onrustig. Hij wil naar huis en iedereen die hem daar van af wil brengen krijgt het zwaar te verduren. Hij reageert ook agressief op zijn vrouw, die op bezoek is, en op andere zorgvragers. Een verpleegkundige die hem probeert af te leiden maakt hem nog bozer: hij slaat op de deur en op de ramen. Ingrijpen in de situatie is vereist. Hoe kun je nu professioneel reageren? Dit is een voorbeeld van een situatie die je kunt aantreffen bij geriatrische zorgvragers. Hoe kun je de andere bewoners beschermen tegen dit gedrag? Aan jou de taak om zowel aan de zorgvrager als aan de anderen eerste hulp te verlenen op psychosociaal gebied.

Opdracht

Voer deze opdracht uit bij drie geriatrische zorgvragers.
- Observeer een geriatrische zorgvrager met gedragsproblemen gedurende een week.
- Noteer je observatiegegevens.
- Bespreek met je werkbegeleider methoden voor gedragsbeïnvloeding en welke je gaat toepassen bij de zorgvrager met gedragsproblemen.
- Pas het verpleegplan aan en bespreek met de zorgvrager of zijn naasten waarom je hebt gekozen voor deze specifieke aanpak.
- Handel adequaat in situaties waarbij je te maken hebt met fysieke agressie.
- Bespreek met je werkbegeleider hoe je bent omgegaan met machtsgebruik.

Stappen

1 Voorbereiden

Bereid de opdracht voor. Maak hierbij gebruik van de stappenplankaart en het schema voor vaardigheden.

2 Uitvoeren

Voer de opdracht uit.

3 Evalueren

Bespreek de uitvoering van de opdracht met je begeleider. Je kunt hierbij gebruikmaken van de stappenplankaart en het schema voor vaardigheden.

Deelkwalificatie 407: Verplegen van geriatrische zorgvragers 1

Evaluatie van de opdracht

Opmerking van de student

___

Opmerking van de begeleider

___

Criteria

	voldoende	onvoldoende
Je kunt:		
1 een geriatrische zorgvrager met gedragsproblemen begeleiden	....	....
2 eerste hulp verlenen op psychosociaal gebied	....	....
3 een zorgvrager monitoren	....	....
4 handelen in conflictsituaties	....	....
5 machtsmisbruik voorkomen	....	....
6 adequaat handelen bij fysieke agressie.	....	....

Conclusie

voldaan/niet voldaan	datum	paraaf
	....	....

Deelkwalificatie 407: Verplegen van geriatrische zorgvragers 1

9 Begeleiden bij contacten

Eindtermen

407.03.7, 8, 9, 10, 11   401.07.1, 2   204.01.3, 6

Leerdoelen

Je kunt:
1 informatie over de gezondheidstoestand, de zorgbehoefte en de zorgverlening in samenhang rapporteren, zowel mondeling als schriftelijk
2 een zorgvrager begeleiden bij het leggen, onderhouden en afbouwen van contacten binnen een groep
3 vorm en inhoud geven aan het leefklimaat van een groep
4 groepsprocessen sturen
5 een groep begeleiden bij activiteiten en interacties
6 een groep begeleiden bij gedragsproblemen
7 werkbare afspraken maken
8 handelen in conflictsituaties.

Inleiding

Als de zorgvrager opgenomen wordt, is het je taak als verpleegkundige om hem zich snel thuis te laten voelen op de zaal/kamer. Daarom is het van belang dat je de zorgvrager begeleid bij groepsactiviteiten en interacties. Bij deze activiteiten zijn de zorgvragers het niet altijd met elkaar eens. Het op adequate wijze omgaan met conflicten is van groot belang. Een goede rapportage waarborgt de continuïteit in de zorg.

Opdracht

Voer deze opdracht uit bij twee zorgvragers.
- Neem een geriatrische zorgvrager op en begeleid hem gedurende een week waarbij je let op:
  • de plaats van de zorgvrager in de groep
  • de interactie met de andere groepsleden
  • de reacties van de zorgvrager.
- Treed adequaat op bij conflictsituaties.
- Rapporteer je bevindingen in het verpleegplan.
- Bespreek met je werkbegeleider je houding bij conflictsituaties en de kern van je aanpak.

Stappen

1 Voorbereiden

Bereid de opdracht voor. Maak hierbij gebruik van de stappenplankaart en het schema voor vaardigheden.

2 Uitvoeren

Voer de opdracht uit.

3 Evalueren

Bespreek de uitvoering van de opdracht met je begeleider. Je kunt hierbij gebruikmaken van de stappenplankaart en het schema voor vaardigheden.

Deelkwalificatie 407: Verplegen van geriatrische zorgvragers 1

Evaluatie van de opdracht

Opmerking van de student

Opmerking van de begeleider

Criteria

	voldoende	onvoldoende
Je kunt:		
1 informatie over de gezondheidstoestand, de zorgbehoefte en de zorgverlening in samenhang rapporteren, zowel mondeling als schriftelijk	....	....
2 een zorgvrager begeleiden bij het leggen, onderhouden en afbouwen van contacten binnen een groep	....	....
3 vorm en inhoud geven aan het leefklimaat van een groep	....	....
4 groepsprocessen sturen	....	....
5 een groep begeleiden bij activiteiten en interacties	....	....
6 een groep begeleiden bij gedragsproblemen	....	....
7 werkbare afspraken maken	....	....
8 handelen in conflictsituaties.	....	....

Conclusie

voldaan/niet voldaan	datum	paraaf
	....	....

Deelkwalificatie 407: Verplegen van geriatrische zorgvragers 1

10 Preventie en GVO toepassen

Eindtermen

407.05.1	303.02.1, 2, 3, 4	204.01.8
	303.03.1, 2, 3	204.02.1
	303.04.1, 2, 3	

Leerdoelen

Je kunt:
1 primaire preventie toepassen
2 secundaire preventie toepassen
3 tertiaire preventie toepassen
4 een zorgvrager informeren over de te verlenen zorg
5 respect tonen voor de zorgvrager ongeacht sociale of economische status, opleiding, ras en sekse.

Inleiding

Bij een geriatrische zorgvrager kunnen zich specifieke gevaren voordoen. Vitale functies worden minder, lopen kan moeilijkheden geven, gevaar om te vallen is aanwezig. Volledig herstel bij een chronisch ziektebeeld is vaak niet mogelijk. Behandel- en verpleegkundige acties zijn met name gericht op het voorkomen of beperken van de gevolgen van een stoornis. Met het toepassen van tertiaire preventie zul je keuzes moeten voorleggen aan en besluiten nemen voor de zorgvrager en eventueel diens naasten. Hierbij bestaat soms een spanningsveld tussen medische overwegingen en de wensen en behoefte van de zorgvrager. Het doel is echter om de kwaliteit van het leven voor de zorgvrager optimaal te laten zijn. Bij keuzemogelijkheden zal dit altijd centraal staan.

Opdracht

Voer deze opdracht uit bij twee zorgvragers.
- Verpleeg vier dagen een geriatrische zorgvrager.
- Bespreek met je begeleider je observaties en de preventieve maatregelen die je kunt treffen bij deze zorgvrager.
- Bepaal de interventies die je wilt treffen om de gevolgen van stoornissen te beperken of te voorkomen.
- Bespreek met de zorgvrager of zijn naasten de door jou voorgestelde preventieve maatregelen, adviezen, instructies en/of voorlichting en pas het verpleegplan aan.

Stappen

1 Voorbereiden

Bereid de opdracht voor. Maak hierbij gebruik van de stappenplankaart en het schema voor vaardigheden.

2 Uitvoeren

Voer de opdracht uit.

3 Evalueren

Bespreek de uitvoering van de opdracht met je begeleider. Je kunt hierbij gebruikmaken van de stappenplankaart en het schema voor vaardigheden.

Deelkwalificatie 407: Verplegen van geriatrische zorgvragers 1

Evaluatie van de opdracht

Opmerking van de student

___

Opmerking van de begeleider

___

Criteria

	voldoende	onvoldoende
Je kunt:		
1 primaire preventie toepassen	....	....
2 secundaire preventie toepassen	....	....
3 tertiaire preventie toepassen	....	....
4 een zorgvrager informeren over de te verlenen zorg	....	....
5 respect tonen voor de zorgvrager ongeacht sociale of economische status, opleiding, ras en sekse.	....	....

Conclusie

voldaan/niet voldaan	datum	paraaf
	....	....

11 Coördineren van zorg

Eindtermen

407.03.6	403.01.1, 2, 3, 4, 5, 6, 7, 8	204.01.3, 4
407.06.1	403.03.1, 2, 3	204.04.1

Leerdoelen

Je kunt:
1 de zorg coördineren in situaties met een geriatrische zorgvrager
2 een eigen werkplanning maken
3 een bijeenkomst organiseren voor naasten
4 werkbare afspraken maken
5 je eigen mening naar voren brengen.

Inleiding

Als verpleegkundige heb je voortdurend te maken met veranderingen in de zorgbehoefte, met gewenste en verwachte maar ook met ongewenste en onverwachte veranderingen. Het is belangrijk deze veranderingen tijdens het totale zorgproces te signaleren, te rapporteren en te evalueren met je collega's en andere disciplines die met de geriatrische zorgvrager te maken hebben. De personen uit het sociale netwerk van een geriatrische zorgvrager hebben tijdens het zorgproces ook vaak om verschillende redenen behoefte aan contact met de zorgverleners. Zo wil men soms informatie over de gezondheidstoestand van de zorgvrager of heeft men vragen over het plannen van onderzoeken of behandelingen. Een andere reden kan zijn dat men degene wil leren kennen die hun familielid of kennis verzorgen. Door zelf regelmatig het initiatief te nemen en bijvoorbeeld een gesprek voor te stellen of een groepsbijeenkomst voor het sociale netwerk te organiseren, kun je aan die behoefte tegemoetkomen.

Opdracht

- Coördineer de zorgverlening rondom een geriatrische zorgvrager.
- Maak bij de coördinatie gebruik van een werkplanning die je zelf hebt opgesteld.
- Laat bij het afstemmen van de zorgverlening zien dat je adequaat reageert op de zorgvrager, zijn naasten, collega's en andere disciplines.
- Neem deel aan een multidisciplinair overleg, waarin de zorgverlening van meerdere zorgvragers aan de orde komt. Geef hier zo nodig je eigen mening en breng de informatie uit het verpleegplan in.
- Plan een overleg met naasten van de geriatrische zorgvrager waarin je de zorgverlening bespreekt.

Stappen

1 Voorbereiden

Bereid de opdracht voor. Maak hierbij gebruik van de stappenplankaart en het schema voor vaardigheden.

2 Uitvoeren

Voer de opdracht uit.

3 Evalueren

Bespreek de uitvoering van de opdracht met je begeleider. Je kunt hierbij gebruikmaken van de stappenplankaart en het schema voor vaardigheden.

Deelkwalificatie 407: Verplegen van geriatrische zorgvragers 1

Evaluatie van de opdracht

Opmerking van de student

Opmerking van de begeleider

Criteria

	voldoende	onvoldoende
Je kunt:		
1 de zorg coördineren in situaties met een geriatrische zorgvrager	....	....
2 een eigen werkplanning maken	....	....
3 een bijeenkomst organiseren voor naasten	....	....
4 werkbare afspraken maken	....	....
5 je eigen mening naar voren brengen.	....	....

Conclusie

voldaan/niet voldaan	datum	paraaf
	....	....

Deelkwalificatie 407: Verplegen van geriatrische zorgvragers 1

12 Signaleren van knelpunten

Eindtermen

407.06.1   403.04.1, 2   204.03.1
                           204.04.1, 5
                           204.05.4, 5

Leerdoelen

Je kunt:
1 materiële en immateriële knelpunten signaleren op het gebied van de zorgverlening
2 initiatieven nemen om dergelijke knelpunten op te lossen
3 verantwoordelijkheid dragen voor eigen taken
4 je eigen mening en wensen naar voren brengen.

Inleiding

Waarschijnlijk ben je enthousiast en gemotiveerd begonnen aan je beroepspraktijkvorming. Eindelijk ervaar je waar je het allemaal voor doet. Nu je een tijdje bezig bent met de beroepspraktijkvorming zul je gemerkt hebben dat je motivatie niet alleen bepaald wordt door de inhoud van het beroep. Je motivatie wordt ook beïnvloed door het werkklimaat. Door alert te zijn op knelpunten kun je zelf niet alleen invloed hebben op het werkklimaat, maar ook op de zorgverlening.

Opdracht

- Ga in de praktijksituatie na welke materiële en immateriële knelpunten er zijn of zijn geweest.
- Bespreek met je werkbegeleider hoe jij deze knelpunten zou kunnen oplossen.
- Stel een plan van aanpak op hoe je een materieel en een immaterieel knelpunt gaat oplossen.
- Bespreek je plan van aanpak in het team.

Stappen

1 Voorbereiden

Bereid de opdracht voor. Maak hierbij gebruik van de stappenplankaart en het schema voor vaardigheden.

2 Uitvoeren

Voer de opdracht uit.

3 Evalueren

Bespreek de uitvoering van de opdracht met je begeleider. Je kunt hierbij gebruikmaken van de stappenplankaart en het schema voor vaardigheden.

Deelkwalificatie 407: Verplegen van geriatrische zorgvragers 1

Evaluatie van de opdracht

Opmerking van de student

_____
_____
_____
_____
_____
_____
_____
_____
_____
_____
_____
_____
_____

Opmerking van de begeleider

_____
_____
_____
_____
_____
_____
_____
_____
_____
_____
_____
_____

Criteria

	voldoende	*onvoldoende*
Je kunt:		
1 materiële en immateriële knelpunten signaleren op het gebied van de zorgverlening	....	....
2 initiatieven nemen om dergelijke knelpunten op te lossen	....	....
3 verantwoordelijkheid dragen voor eigen taken	....	....
4 je eigen mening en wensen naar voren brengen.	....	....

Conclusie

voldaan/niet voldaan	**datum**	**paraaf**
	....	....

13 Kwaliteitszorg en deskundigheidsbevordering

Eindtermen

407.07

Leerdoelen

Je kunt bij het verplegen van de geriatrische zorgvrager kwaliteitszorg en deskundigheidsbevordering toepassen.

Inleiding

Kwaliteitszorg en deskundigheidsbevordering zijn belangrijke onderdelen van het beroep van verpleegkundige. In een notendop: hoe zorg je voor kwaliteit in de zorgverlening en hoe word en blijf je deskundig op je vakgebied? Over deze thema's zijn zeven opdrachten beschreven bij deelkwalificatie 404. In het kader van de zorg voor de geriatrische zorgvrager kies je een of meer opdrachten uit die je toepast op deze zorgcategorie. Uiteindelijk is het de bedoeling dat je in de basis- en hoofdfase van je opleiding alle opdrachten van deelkwalificatie 404 hebt uitgevoerd. In de differentiatiefase kun je deze opdrachten opnieuw gebruiken om je in de kwaliteitszorg en deskundigheidsbevordering te verdiepen bij de zorgcategorie van je keuze.

Opdracht

- Kies in overleg met je begeleider een of meer opdrachten uit deelkwalificatie 404, zoals deze in dit boek beschreven staan.
- Pas deze opdracht toe bij het verplegen van de geriatrische zorgvrager.

Stappen

1 Voorbereiden

Bereid de opdracht voor. Maak hierbij gebruik van de stappenplankaart en het schema voor vaardigheden.

2 Uitvoeren

Voer de opdracht uit.

3 Evalueren

Bespreek de uitvoering van de opdracht met je begeleider. Je kunt hierbij gebruikmaken van de stappenplankaart en het schema voor vaardigheden.

Deelkwalificatie 407: Verplegen van geriatrische zorgvragers 1

Evaluatie van de opdracht

Opmerking van de student

Opmerking van de begeleider

Criteria

	voldoende	onvoldoende
Je kunt bij het verplegen van de geriatrische zorgvrager kwaliteitszorg en deskundigheidsbevordering toepassen.	....	....

Conclusie

voldaan/niet voldaan	datum	paraaf
	....	....

Deelkwalificatie 408: Verplegen van verstandelijk gehandicapten 1

1 Vaststellen van de zorgbehoefte

2 Opstellen van een verpleegplan

3 Helpen bij de uitscheiding

4 Verpleegplan evalueren en bijstellen

5 Zorg dragen voor ontslag of overdracht

6 Toepassen van beïnvloedingsmethoden

7 Begeleiden bij het dagprogramma

8 Omgaan met fysieke agressie

9 Begeleiden bij gedragsproblemen en contacten

10 Preventie en GVO toepassen

11 Coördineren van zorg

12 Signaleren van knelpunten

13 Zorgen voor een prettige leefomgeving

14 Begeleiden van een leefgroep

15 Kwaliteitszorg en deskundigheidsbevordering

Deelkwalificatie 408: Verplegen van verstandelijk gehandicapten 1

1 Vaststellen van de zorgbehoefte

Eindtermen

408.02.1, 2, 3   401.02.1, 2, 3, 4   204.01.1, 2
                                       204.02.1

Leerdoelen

Je kunt:
1 informatiebronnen raadplegen en systematisch gegevens verzamelen in samenwerking met de zorgvrager, naasten en/of wettelijke vertegenwoordiger
2 de verpleegkundige diagnose(n) formuleren vanuit de verzamelde gegevens
3 de verpleegkundige diagnose(n) als uitgangspunt gebruiken voor het vaststellen van de verpleegkundige doelen en de verpleegkundige zorg
4 initiatief nemen tot het leggen van contact met de zorgvrager en adequaat communiceren met de zorgvrager
5 op een correcte wijze gegevens hanteren en verwerken en vervolgafspraken maken
6 respect tonen voor de zorgvrager en diens wensen, gewoonten, waarden en normen hanteren en respect tonen voor de privacy en de grenzen van de zorgvrager.

Inleiding

Gegevens verzamelen is een belangrijke voorwaarde voor de juiste zorgverlening. De uitkomsten van de gegevens vormen namelijk de basis voor het bepalen van de (verpleegkundige) doelen en de te bieden zorg aan de verstandelijk gehandicapte zorgvrager. Als verpleegkundige ben je daar mede verantwoordelijk voor. Bijna iedere zorgvrager beschikt over een sociaal netwerk. Het sociale netwerk kan bestaan uit ouders, familie en/of wettelijke vertegenwoordigers. Bij het op- of bijstellen van een verpleegplan betrek je niet alleen de verstandelijk gehandicapte zorgvrager, maar ook zijn sociale netwerk. De zorgvrager en zijn sociale netwerk dienen op de hoogte te zijn van de zorg die de zorgvrager nodig heeft.

Opdracht

- Formuleer vanuit de verkregen gegevens de juiste diagnose(n).
- Bepaal de verpleegkundige doelen en de te verlenen zorg in overleg met de zorgvrager/betrokkenen.
- Instrueer alle betrokkenen over de te bieden zorg.

Stappen

1 Voorbereiden

Bereid de opdracht voor. Maak hierbij gebruik van de stappenplankaart en het schema voor vaardigheden.

2 Uitvoeren

Voer de opdracht uit.

3 Evalueren

Bespreek de uitvoering van de opdracht met je begeleider. Je kunt hierbij gebruikmaken van de stappenplankaart en het schema voor vaardigheden.

Deelkwalificatie 408: Verplegen van verstandelijk gehandicapten 1

Evaluatie van de opdracht

Opmerking van de student

_____
_____
_____
_____
_____
_____
_____
_____
_____
_____
_____
_____

Opmerking van de begeleider

_____
_____
_____
_____
_____
_____
_____
_____
_____
_____
_____
_____

Criteria

	voldoende	*onvoldoende*
Je kunt:		
1 informatiebronnen raadplegen en systematisch gegevens verzamelen in samenwerking met de zorgvrager, naasten en/of wettelijke vertegenwoordiger	....	....
2 de verpleegkundige diagnose(n) formuleren vanuit de verzamelde gegevens	....	....
3 de verpleegkundige diagnose(n) als uitgangspunt gebruiken voor het vaststellen van de verpleegkundige doelen en de verpleegkundige zorg	....	....
4 initiatief nemen tot het leggen van contact met de zorgvrager en adequaat communiceren met de zorgvrager	....	....
5 op een correcte wijze gegevens hanteren en verwerken en vervolgafspraken maken	....	....
6 respect tonen voor de zorgvrager en diens wensen, gewoonten, waarden en normen hanteren en respect tonen voor de privacy en de grenzen van de zorgvrager.	....	....

Conclusie

voldaan/niet voldaan	datum	paraaf
	....	....

Deelkwalificatie 408: Verplegen van verstandelijk gehandicapten 1

2 Opstellen van een verpleegplan

Eindtermen

408.02.1	401.04.1, 2, 4, 5	302.13	204.01.8
408.05.1			204.04.5

Leerdoelen

Je kunt:
1 een verpleegplan opstellen voor een verstandelijk gehandicapte zorgvrager en aangeven wat het aandeel is van de ouders/verzorgers/wettelijk vertegenwoordigers in de verzorging van hun kind
2 optreden als intermediair
3 een zorgvrager informeren over de te verlenen zorg
4 in de thuissituatie naasten instrueren over het mede-uitvoeren van het verpleegplan
5 onderhandelen met de zorgvrager en diens naasten.

Inleiding

Iedere zorgvrager heeft een sociaal netwerk van ouders, familieleden, vrienden en/of buren. Bij het opstellen van een verpleegplan betrek je niet alleen de zorgvrager, maar ook het sociale netwerk. Met personen uit dit sociale netwerk overleg je welk deel van de zorg zij eventueel uit kunnen voeren. De zorgvrager zal deze naasten in meer of mindere mate bezoeken of zo nu en dan voor langere tijd bij hen thuis verblijven. Zij zullen dan ook goed op de hoogte moeten zijn van de zorg die hij nodig heeft. Duidelijke instructie over de te verlenen zorg kan een bijdrage leveren aan optimale zorgverlening. Een goed middel hierbij is een communicatieschrift.

Opdracht

- Leg contact met personen uit het sociale netwerk van de zorgvrager.
- Stel in overleg met de personen uit dit netwerk een verpleegplan op.
- Bespreek welke zorg verleend wordt door personen uit dit sociale netwerk.
- Ondersteun de personen uit het sociale netwerk zo nodig bij deze zorg.
- Geef informatie over de zorg die door professionele zorgverleners gegeven wordt.
- Betrek de zorgvrager actief bij de uitvoering van deze zorg en houd rekening met zijn wensen en behoeften.

Stappen

1 Voorbereiden

Bereid de opdracht voor. Maak hierbij gebruik van de stappenplankaart en het schema voor vaardigheden.

2 Uitvoeren

Voer de opdracht uit.

3 Evalueren

Bespreek de uitvoering van de opdracht met je begeleider. Je kunt hierbij gebruikmaken van de stappenplankaart en het schema voor vaardigheden.

Deelkwalificatie 408: Verplegen van verstandelijk gehandicapten 1

Evaluatie van de opdracht

Opmerking van de student

Opmerking van de begeleider

Criteria

	voldoende	onvoldoende
Je kunt:		
1 een verpleegplan opstellen voor een verstandelijk gehandicapte zorgvrager en aangeven wat het aandeel is van de ouders/verzorgers/wettelijk vertegenwoordigers in de verzorging van hun kind	....	....
2 optreden als intermediair	....	....
3 een zorgvrager informeren over de te verlenen zorg	....	....
4 in de thuissituatie naasten instrueren over het mede-uitvoeren van het verpleegplan	....	....
5 onderhandelen met de zorgvrager en diens naasten.	....	....

Conclusie

voldaan/niet voldaan	datum	paraaf
	....	....

3 Helpen bij de uitscheiding

Eindtermen

408.03.1, 2   401.07.1, 2, 3, 4, 5   204.01.2, 8
204.02.1, 2, 3

Leerdoelen

Je kunt:
1 manueel ontlasting verwijderen
2 samenwerken en mondeling en schriftelijk rapporteren aan team, eventueel betrokkenen en andere disciplines
3 bij het rapporteren gebruikmaken van geautomatiseerde systemen en het dossier
4 de zorgvrager informeren over de te verlenen zorg
5 adequaat communiceren met de zorgvrager
6 de emoties en gevoelens van de zorgvrager hanteren en respecteren
7 de afhankelijkheid en de autonomie van de zorgvrager hanteren.

Inleiding

Sommige verstandelijk gehandicapte zorgvragers die grotendeels afhankelijk zijn van een rolstoel en daarnaast weinig lichaamsbeweging hebben, kunnen last krijgen van een slechte stoelgang. Tevens komt het ophouden van ontlasting ook voor bij deze zorgvragers. Wanneer natuurlijke en/of medicinale laxeermiddelen geen uitkomst meer bieden bij obstipatie en zelfs toucheren geen oplossing meer is, zal de ontlasting met de hand verwijderd moeten worden. Een arts neemt deze beslissing. Voor jou als zorgverlener is het van belang op de juiste manier ontlasting te kunnen verwijderen en rekening te houden met de gevoelens van de verstandelijk gehandicapte zorgvrager. Meestal zijn er verschillende mensen betrokken bij de verzorging en de behandeling. Het is in het belang van de zorgvrager dat zij goed met elkaar communiceren. Zowel mondeling als schriftelijk rapporteren is noodzakelijk voor een goede overdracht.

Opdracht

- Bereid de zorgvrager voor en laat in je handelen blijken dat je de zorgvrager respecteert.
- Verwijder de ontlasting en verzorg de zorgvrager.
- Rapporteer zowel mondeling als schriftelijk aan de juiste personen.
- Vul de gegevens in op de daarvoor gebruikelijke communicatiemiddelen.

Stappen

1 Voorbereiden

Bereid de opdracht voor. Maak hierbij gebruik van de stappenplankaart en het schema voor vaardigheden.

2 Uitvoeren

Voer de opdracht uit.

3 Evalueren

Bespreek de uitvoering van de opdracht met je begeleider. Je kunt hierbij gebruikmaken van de stappenplankaart en het schema voor vaardigheden.

Deelkwalificatie 408: Verplegen van verstandelijk gehandicapten 1

Evaluatie van de opdracht

Opmerking van de student

___

Opmerking van de begeleider

___

Criteria

	voldoende	onvoldoende
Je kunt:		
1 manueel ontlasting verwijderen	....	....
2 samenwerken en mondeling en schriftelijk rapporteren aan team, eventueel betrokkenen en andere disciplines	....	....
3 bij het rapporteren gebruikmaken van geautomatiseerde systemen en het dossier	....	....
4 de zorgvrager informeren over de te verlenen zorg	....	....
5 adequaat communiceren met de zorgvrager	....	....
6 de emoties en gevoelens van de zorgvrager hanteren en respecteren	....	....
7 de afhankelijkheid en de autonomie van de zorgvrager hanteren.	....	....

Conclusie

voldaan/niet voldaan	datum	paraaf
	....	....

Deelkwalificatie 408: Verplegen van verstandelijk gehandicapten 1

4 Verpleegplan evalueren en bijstellen

Eindtermen

408.02.1, 2   401.06.1, 2   204.01.8
408.03.8   204.04.5

Leerdoelen

Je kunt:
1 basiszorg verlenen aan een verstandelijk gehandicapte zorgvrager
2 in de zorgverlening rekening houden met een zo groot mogelijke zelfredzaamheid
3 het sociale netwerk van de verstandelijk gehandicapte zorgvrager begeleiden
4 bijeenkomsten organiseren voor naasten
5 in overleg gaan over het verpleegplan met een zorgvrager, ouders/verzorgers en/of wettelijk vertegenwoordigers
6 een verpleegplan voor een verstandelijk gehandicapte evalueren en bijstellen.

Inleiding

Een groot deel van de zorg verloopt volgens een bepaald plan. Dit geldt zeker voor verstandelijk gehandicapte zorgvragers, die behoefte hebben aan veiligheid en structuur. Uitgangspunt is meestal een dagprogramma, waarin verpleegkundigen een aantal vaste zorgtaken uitvoeren. Een eenmaal opgesteld verpleegplan wordt regelmatig geëvalueerd en bijgesteld in overleg met de zorgvrager, ouders/ verzorgers en/of wettelijke vertegenwoordigers en collega's. Als persoonlijk begeleider van een zorgvrager heb je de taak om dergelijke bijeenkomsten te organiseren en ouders/verzorgers en andere naasten hierin te begeleiden.

Opdracht

- Verleen basiszorg aan een verstandelijk gehandicapte zorgvrager en houd daarbij rekening met een zo groot mogelijke zelfredzaamheid van de zorgvrager.
- Signaleer veranderingen in de zorgbehoefte van de verstandelijk gehandicapte en bespreek deze met je collega's.
- Organiseer een bijeenkomst voor naasten van de verstandelijk gehandicapte zorgvrager.
- Ga in overleg met de zorgvrager, ouders/ verzorgers en/of wettelijke vertegenwoordigers, evalueer het verpleegplan en stel het verpleegplan bij aan de hand van de nieuw gemaakte afspraken.
- Stel het verpleegplan bij aan de hand van de nieuw gemaakte afspraken met de betrokkenen.

Stappen

1 Voorbereiden

Bereid de opdracht voor. Maak hierbij gebruik van de stappenplankaart en het schema voor vaardigheden.

2 Uitvoeren

Voer de opdracht uit.

3 Evalueren

Bespreek de uitvoering van de opdracht met je begeleider. Je kunt hierbij gebruikmaken van de stappenplankaart en het schema voor vaardigheden.

Deelkwalificatie 408: Verplegen van verstandelijk gehandicapten 1

Evaluatie van de opdracht

Opmerking van de student

_____
_____
_____
_____
_____
_____
_____
_____
_____
_____
_____
_____
_____
_____

Opmerking van de begeleider

_____
_____
_____
_____
_____
_____
_____
_____
_____
_____
_____
_____

Criteria

	voldoende	onvoldoende
Je kunt:		
1 basiszorg verlenen aan een verstandelijk gehandicapte zorgvrager	....	....
2 in de zorgverlening rekening houden met een zo groot mogelijke zelfredzaamheid	....	....
3 het sociale netwerk van de verstandelijk gehandicapte zorgvrager begeleiden	....	....
4 bijeenkomsten organiseren voor naasten	....	....
5 in overleg gaan over het verpleegplan met een zorgvrager, ouders/verzorgers en/of wettelijk vertegenwoordigers	....	....
6 een verpleegplan voor een verstandelijk gehandicapte evalueren en bijstellen.	....	....

Conclusie

voldaan/niet voldaan	datum	paraaf
	....	....

Deelkwalificatie 408: Verplegen van verstandelijk gehandicapten 1

5 Zorg dragen voor ontslag of overdracht

Eindtermen

408.06.1   403.02.1, 2, 3, 4   204.01.8
                                   204.02.1
                                   204.03.1

Leerdoelen

Je kunt:
1 de verstandelijk gehandicapte zorgvrager overdragen aan een andere afdeling of instelling
2 de nieuwe zorgverleners instrueren en indien gewenst begeleiden
3 de continuïteit van zorg waarborgen
4 de verstandelijk gehandicapte zorgvrager goed informeren en diens autonomie bevorderen
5 de emoties en gevoelens van de zorgvrager hanteren en respecteren
6 verantwoordelijkheid dragen voor eigen taken.

Inleiding

De behoefte aan hulp van een zorgvrager kan veranderen. Het kan zijn dat de hulp in de huidige situatie niet geboden kan worden en de zorgvrager naar een andere leefsituatie of instelling verhuist. Een overplaatsing is voor een verstandelijk gehandicapte zorgvrager een ingrijpende gebeurtenis. Niet alleen moet hij afscheid nemen van veel bekenden, ook verlaat hij zijn vertrouwde leefomgeving waar hij zijn weg vond. Hij kan hierdoor erg verward raken. Het is dan ook een noodzaak dat je zeer zorgvuldig handelt in beide situaties en de overgang zo soepel mogelijk laat verlopen.

Opdracht

- Werk bij overdracht of ontslag samen met je team en andere disciplines.
- Bespreek met de zorgvrager en/of diens naast betrokkenen de voorbereiding, de kennismaking en de definitieve plaatsing.
- Maak afspraken met de zorgvrager/betrokkenen wie wat regelt.
- Werk samen met je team en andere disciplines.
- Zorg voor een goede overdracht aan de nieuwe begeleiders.
- Begeleid de zorgvrager bij de kennismaking en de plaatsing.
- Maak afspraken over de nazorg.

Stappen

1 Voorbereiden

Bereid de opdracht voor. Maak hierbij gebruik van de stappenplankaart en het schema voor vaardigheden.

2 Uitvoeren

Voer de opdracht uit.

3 Evalueren

Bespreek de uitvoering van de opdracht met je begeleider. Je kunt hierbij gebruikmaken van de stappenplankaart en het schema voor vaardigheden.

Deelkwalificatie 408: Verplegen van verstandelijk gehandicapten 1

Evaluatie van de opdracht

Opmerking van de student

Opmerking van de begeleider

Criteria

	voldoende	onvoldoende
Je kunt:		
1 de verstandelijk gehandicapte zorgvrager overdragen aan een andere afdeling of een andere instelling	....	....
2 de nieuwe zorgverleners instrueren en indien gewenst begeleiden	....	....
3 de continuïteit van zorg waarborgen	....	....
4 de verstandelijk gehandicapte zorgvrager goed informeren en diens autonomie bevorderen	....	....
5 de emoties en gevoelens van de zorgvrager hanteren en respecteren	....	....
6 verantwoordelijkheid dragen voor eigen taken.	....	....

Conclusie

voldaan/niet voldaan	datum	paraaf
	....	....

Deelkwalificatie 408: Verplegen van verstandelijk gehandicapten 1

6 Toepassen van beïnvloedingsmethoden

Eindtermen

408.03.4   401.05.1, 2, 3   204.01.2
                            204.03.6

Leerdoelen

Je kunt in de zorg voor de verstandelijk gehandicapte:
1 beïnvloedingsmethoden toepassen overeenkomstig het verpleegplan in overleg met de verantwoordelijke van zorg
2 een zorgvrager monitoren
3 adequaat communiceren met de zorgvrager
4 machtsmisbruik voorkomen.

Inleiding

Je houding als zorgverlener is in de zorg voor mensen met een verstandelijke handicap een belangrijk aandachtspunt. Jij bent een voorbeeld, of je je dat realiseert of niet. Dat betekent dat je heel bewust moet zijn van wat je doet, zegt en uitstraalt. Jij onderhoudt een relatie met de zorgvrager en relaties hebben veel invloed op het leven en welzijn van iedere mens. Van dat gegeven kun je gebruikmaken om het leven en welzijn van zorgvragers met een verstandelijke handicap positief te beïnvloeden. Daarnaast is het altijd nodig om met collega's in gesprek te blijven over hoe je machtsmisbruik kunt voorkomen.

Opdracht

Voer deze opdracht uit bij drie verstandelijk gehandicapte zorgvragers in overleg met je begeleider.
- Zoek met behulp van het verpleegplan uit welke beïnvloedingsmethode er voor deze zorgvrager gebruikt wordt, wat de achtergronden daarvan zijn en welk effect dit tot nu toe heeft.
- Bespreek met de verantwoordelijke van zorg op welke manier je de beïnvloedingsmethode gaat toepassen bij de betreffende zorgvrager, bespreek de risico's, de grens tussen beïnvloeden en manipuleren en het te verwachten effect.
- Begeleid de zorgvrager gedurende een week, informeer de zorgvrager over je aanpak, check of hij het begrepen heeft en pas de beïnvloedingsmethode toe.
- Bewaak de grens tussen beïnvloeden en manipuleren, dat wil zeggen voorkom machtsmisbruik.
- Signaleer veranderingen die zich in het gedrag van de zorgvrager kunnen voordoen en reageer alert om een snel veranderende situatie onder controle te houden.
- Bespreek het resultaat met de verantwoordelijke van zorg en zo mogelijk met de zorgvrager.

Stappen

1 Voorbereiden

Bereid de opdracht voor. Maak hierbij gebruik van de stappenplankaart en het schema voor vaardigheden.

2 Uitvoeren

Voer de opdracht uit.

3 Evalueren

Bespreek de uitvoering van de opdracht met je begeleider. Je kunt hierbij gebruikmaken van de stappenplankaart en het schema voor vaardigheden.

Deelkwalificatie 408: Verplegen van verstandelijk gehandicapten 1

Evaluatie van de opdracht

Opmerking van de student

___

Opmerking van de begeleider

___

Criteria

	voldoende	onvoldoende
Je kunt in de zorg voor verstandelijk gehandicapten:		
1 beïnvloedingsmethoden toepassen overeenkomstig het verpleegplan in overleg met de verantwoordelijke van zorg	....	....
2 adequaat communiceren met de zorgvrager	....	....
3 een zorgvrager monitoren	....	....
4 machtsmisbruik voorkomen.	....	....

Conclusie

voldaan/niet voldaan	datum	paraaf
	....	....

Deelkwalificatie 408: Verplegen van verstandelijk gehandicapten 1

7 Begeleiden bij het dagprogramma

Eindtermen

408.03.5   204.02.1, 3
             204.05.1

Leerdoelen

Je kunt:
1 een dagprogramma maken of aanpassen
2 activiteiten organiseren gericht op de ontwikkeling van de verstandelijk gehandicapte zorgvrager
3 de zorgvrager motiveren activiteiten uit te voeren
4 evalueren of het beoogde effect is bereikt
5 respect tonen voor de wensen en gewoonten van de zorgvrager
6 de autonomie van de zorgvrager hanteren
7 samenwerken met collega's en vrijwilligers.

Inleiding

Ieder mens heeft een bepaald programma, dat bestaat uit een vorm van school, arbeid, dagelijkse activiteiten en ontspanning. Deze verschillende activiteiten binnen je leefritme zijn belangrijk voor je gevoel van eigenwaarde. Voor mensen met een verstandelijke handicap is een leefritme belangrijk. Een zorgvuldig samengesteld programma kan een positieve bijdrage leveren aan het leefritme van de verstandelijk gehandicapte zorgvragers.

Opdracht

- Inventariseer welke ontwikkelingsmogelijkheden er zijn bij een zorgvrager.
- Maak een nieuw dagprogramma of een bijstelling van het bestaande programma en bespreek dit met de zorgvrager en andere betrokkenen.
- Organiseer een activiteit die gericht is op de ontwikkeling van de verstandelijk gehandicapte zorgvrager.
- Begeleid de zorgvrager bij deze activiteit.
- Bespreek het beoogde en behaalde effect met de betrokken personen.

Stappen

1 Voorbereiden

Bereid de opdracht voor. Maak hierbij gebruik van de stappenplankaart en het schema voor vaardigheden.

2 Uitvoeren

Voer de opdracht uit.

3 Evalueren

Bespreek de uitvoering van de opdracht met je begeleider. Je kunt hierbij gebruikmaken van de stappenplankaart en het schema voor vaardigheden.

Deelkwalificatie 408: Verplegen van verstandelijk gehandicapten 1

Evaluatie van de opdracht

Opmerking van de student

___

Opmerking van de begeleider

___

Criteria

	voldoende	onvoldoende
Je kunt:		
1 een dagprogramma maken of aanpassen	....	....
2 activiteiten organiseren gericht op de ontwikkeling van de verstandelijk gehandicapte zorgvrager	....	....
3 de zorgvrager motiveren activiteiten uit te voeren	....	....
4 evalueren of het beoogde effect is bereikt	....	....
5 respect tonen voor de wensen en gewoonten van de zorgvrager	....	....
6 de autonomie van de zorgvrager hanteren	....	....
7 samenwerken met collega's en vrijwilligers.	....	....

Conclusie

voldaan/niet voldaan	datum	paraaf
	....	....

Deelkwalificatie 408: Verplegen van verstandelijk gehandicapten 1

8 Omgaan met fysieke agressie

Eindtermen

408.03.2, 7   204.03.3
204.05.3

Leerdoelen

Je kunt in de zorg voor een verstandelijk gehandicapte:
1 fysieke agressie voorkomen
2 fysieke agressie hanteren
3 handelen bij naar zichzelf gerichte agressie
4 handelen bij op anderen gerichte fysieke agressie
5 gebruikmaken van hulpmiddelen om huiddefecten te voorkomen
6 je eigen emoties en gevoelens respecteren
7 je eigen werkwijze en beroepshouding bespreekbaar maken.

Inleiding

Agressie bij een verstandelijk gehandicapte zorgvrager kan zich op verschillende manieren uiten: hij kan zichzelf pijn doen (schuren, bonken), maar ook anderen (slaan, schoppen). Soms moeten spullen in de leefomgeving het ontgelden (kapotmaken). Situaties waarin de zorgvrager agressief reageert zijn moeilijke situaties voor hemzelf, maar ook voor jou als zorgverlener. Toch moet je in deze situaties op de juiste wijze met hem omgaan. Als je een zorgvrager goed kent, herken je meestal ook de signalen die hij uitzendt voorafgaand aan de agressie. Je handelen is dan uiteraard gericht op het voorkomen van de agressie.

Opdracht

– Begeleid een zorgvrager van wie bekend is dat hij naar zichzelf gerichte agressie gebruikt en een zorgvrager van wie bekend is dat hij fysieke agressie op anderen richt.
– Bereid je voor op je handelen en bespreek met je begeleider waarop je je begeleiding richt.
– Wees alert op signalen voorafgaand aan de agressie en speel daarop in.
– Als agressie zich voordoet: communiceer adequaat met de zorgvrager, houd rekening met zijn emoties en gevoelens en stel je weerbaar op.
– Ondersteun tijdens je handelen andere personen als die bij deze situatie aanwezig zijn.
– Maak volgens de richtlijnen gebruik van hulpmiddelen om huiddefecten als gevolg van schuren en bonken te voorkomen en leg de zorgvrager zo mogelijk uit waarom je het hulpmiddel gebruikt.
– Sta bewust stil bij je eigen gevoelens en emoties en bespreek je werkwijze en je beroepshouding met je begeleider.

Stappen

1 Voorbereiden

Bereid de opdracht voor. Maak hierbij gebruik van de stappenplankaart en het schema voor vaardigheden.

2 Uitvoeren

Voer de opdracht uit.

3 Evalueren

Bespreek de uitvoering van de opdracht met je begeleider. Je kunt hierbij gebruikmaken van de stappenplankaart en het schema voor vaardigheden.

Deelkwalificatie 408: Verplegen van verstandelijk gehandicapten 1

Evaluatie van de opdracht

Opmerking van de student

___

Opmerking van de begeleider

___

Criteria

	voldoende	onvoldoende
Je kunt in de zorg voor een verstandelijk gehandicapte:		
1 fysieke agressie voorkomen	....	....
2 fysieke agressie hanteren	....	....
3 handelen bij naar zichzelf gerichte agressie	....	....
4 handelen bij anderen gerichte fysieke agressie	....	....
5 gebruikmaken van hulpmiddelen om huiddefecten te voorkomen	....	....
6 je eigen emoties en gevoelens respecteren	....	....
7 je eigen werkwijze en beroepshouding bespreekbaar maken.	....	....

Conclusie

voldaan/niet voldaan	datum	paraaf
	....	....

Deelkwalificatie 408: Verplegen van verstandelijk gehandicapten 1

9 Begeleiden bij gedragsproblemen en contacten

Eindtermen

408.03.6, 9, 13   401.04.3   204.01.2, 6
                               204.02.1, 3
                               204.03.2

Leerdoelen

Je kunt:
1 een verstandelijk gehandicapte zorgvrager begeleiden bij gedragsproblemen
2 deze verstandelijk gehandicapte zorgvrager en diens groepsgenoten ondersteunen in het leggen, onderhouden en afbouwen van contact(en)
3 het verpleegplan hanteren van deze zorgvrager tijdens de begeleiding bij de gedragsproblemen
4 negatieve gevolgen voor de zorgvrager en zijn omgeving beperken
5 samenwerken met collega's en andere deskundigen
6 de emoties en de gevoelens van de zorgvrager en andere betrokkenen hanteren en adequaat communiceren met de zorgvrager
7 je eigen werkwijze bespreken.

Inleiding

Een verstandelijk gehandicapte zorgvrager kan vaak niet op dezelfde manier contact leggen als mensen zonder deze handicap. Problemen in de omgang met anderen kunnen vervelend zijn zowel voor de zorgvrager als voor zijn omgeving. Dit (probleem)gedrag kan uiteenlopen van het tikken op een kopje tot het kapot krabben van de eigen handen of zelfs agressief gedrag naar anderen. Het is jouw taak als verpleegkundige om voor een veilige en leefbare omgeving te zorgen voor de zorgvrager met het probleemgedrag en de groep waarin hij leeft.

Opdracht

– Bespreek met je werkbegeleider de situatie waarin je de verstandelijk gehandicapte zorgvrager met gedragsproblemen gaat begeleiden.
– Bespreek de gevolgen van het gedrag met de zorgvrager en andere mensen van de groep.
– Bespreek samen met de zorgvrager en diens groepsgenoten hoe je ervoor kunt zorgen dat deze negatieve situaties voorkomen kunnen worden en leg dit vast in het verpleegplan.
– Begeleid de zorgvrager en groepsgenoten in bevorderen van contact en uitbreiden van autonomie.
– Overleg met collega's en eventueel andere deskundigen je manier van begeleiden in deze situatie.

Stappen

1 Voorbereiden

Bereid de opdracht voor. Maak hierbij gebruik van de stappenplankaart en het schema voor vaardigheden.

2 Uitvoeren

Voer de opdracht uit.

3 Evalueren

Bespreek de uitvoering van de opdracht met je begeleider. Je kunt hierbij gebruikmaken van de stappenplankaart en het schema voor vaardigheden.

Deelkwalificatie 408: Verplegen van verstandelijk gehandicapten 1

Evaluatie van de opdracht

Opmerking van de student

___

Opmerking van de begeleider

___

Criteria

	voldoende	onvoldoende
Je kunt:		
1 een verstandelijk gehandicapte zorgvrager begeleiden bij gedragsproblemen	....	....
2 deze verstandelijk gehandicapte zorgvrager en diens groepsgenoten ondersteunen in het leggen, onderhouden en afbouwen van contact(en)	....	....
3 het verpleegplan hanteren van deze zorgvrager tijdens de begeleiding bij de gedragsproblemen	....	....
4 negatieve gevolgen voor de zorgvrager en zijn omgeving beperken	....	....
5 samenwerken met collega's en andere deskundigen	....	....
6 de emoties en de gevoelens van de zorgvrager en andere betrokkenen hanteren en adequaat communiceren met de zorgvrager	....	....
7 je eigen werkwijze bespreken.	....	....

Conclusie

voldaan/niet voldaan	datum	paraaf
	....	....

Deelkwalificatie 408: Verplegen van verstandelijk gehandicapten 1

10 Preventie en GVO toepassen

Eindtermen

408.05.1, 2   303.02.1, 2, 3, 4   204.01.8
              303.03.1, 2, 3
              303.04.1, 2, 3, 4, 5, 6, 7

Leerdoelen

Je kunt in de zorg voor een verstandelijk gehandicapte zorgvrager:
1. verschijnselen van stoornissen, beperking en handicaps observeren en rapporteren aan de verantwoordelijke van zorg
2. reacties bij de zorgvrager signaleren op gezondheidsproblemen
3. maatregelen nemen om negatieve effecten van gezondheidsproblemen te voorkomen
4. gezondheidsvoorlichting en opvoeding geven aan de zorgvrager en naasten
5. maatregelen treffen voor een veilige en hygiënische omgeving
6. een voorbeeldfunctie vervullen door de wijze waarop je als verpleegkundige zelf veilig, gezond en aangenaam werkt
7. maatregelen nemen om hospitalisering te voorkomen
8. een zorgvrager informeren over de te verlenen zorg
9. rekening houden met de wensen en gewoonten van de zorgvrager
10. in de thuissituatie naasten helpen bij het mede-uitvoeren van het preventie- en GVO-plan.

Inleiding

Door stoornissen in denken, waarneming of lichamelijke functies loopt een verstandelijk gehandicapte zorgvrager meer risico om gezondheidsproblemen te krijgen. Het aanleren van gezondheidsbevorderend gedrag, zoals tandenpoetsen, verstrekken van anticonceptie en weerbaarheidstraining, heeft daarom een grote plaats in de zorg voor deze zorgvragers. GVO heeft als doel het leven en welzijn te verbeteren en ziekte te voorkomen. Uiteraard stem je de voorlichting af op het ontwikkelingsniveau van de verstandelijk gehandicapte. Omdat gehospitaliseerde mensen slechter voor zichzelf lijken te kunnen zorgen, is het bij preventie- en GVO-taken van belang dat je aandacht hebt voor het voorkomen van hospitalisatie.

Opdracht

Voer deze opdracht uit bij drie verstandelijk gehandicapte zorgvragers. Bij elke zorgvrager kies je een ander voorlichtingsplan. Voorbeelden van onderwerpen voor de voorlichting zijn: veiligheid en hygiëne, seksuele voorlichting en een gezondheidsprobleem dat zich voordoet.
- Observeer verschijnselen van stoornissen, beperking en handicaps en rapporteer aan de verantwoordelijke van zorg.
- Signaleer de reacties van de zorgvrager op gezondheidsproblemen.
- Geef GVO aan de zorgvrager en zijn naasten.
- Stem de voorlichting af op het ontwikkelingsniveau, de wensen en behoeften van de verstandelijk gehandicapte.
- Wees een voorbeeld voor de verstandelijk gehandicapte in je manier van handelen.
- Ondersteun naasten bij het thuis uitvoeren van de GVO. Wees alert op negatieve effecten van gezondheidsproblemen en hospitalisatie.
- Neem maatregelen hiertegen en bespreek ze met de zorgvrager en zijn naasten en neem ze op in het verpleegplan.

Stappen

1 Voorbereiden

Bereid de opdracht voor. Maak hierbij gebruik van de stappenplankaart en het schema voor vaardigheden.

2 Uitvoeren

Voer de opdracht uit.

3 Evalueren

Bespreek de uitvoering van de opdracht met je begeleider. Je kunt hierbij gebruikmaken van de stappenplankaart en het schema voor vaardigheden.

Evaluatie van de opdracht

Opmerking van de student

_____
_____
_____
_____
_____
_____
_____
_____

Opmerking van de begeleider

_____
_____
_____
_____
_____
_____
_____
_____

Criteria

	voldoende	onvoldoende
Je kunt in de zorg voor een verstandelijk gehandicapte:		
1 verschijnselen van stoornissen, beperking en handicaps observeren en rapporteren aan de verantwoordelijke van zorg	....	....
2 reacties bij de zorgvrager signaleren op gezondheidsproblemen	....	....
3 maatregelen nemen om negatieve effecten van gezondheidsproblemen te voorkomen	....	....
4 GVO geven aan de zorgvrager en naasten	....	....
5 maatregelen treffen voor een veilige en hygiënische omgeving	....	....
6 een voorbeeldfunctie vervullen door de wijze waarop je als verpleegkundige zelf veilig, gezond en aangenaam werkt	....	....
7 maatregelen nemen om hospitalisering te voorkomen	....	....
8 een zorgvrager informeren over de te verlenen zorg	....	....
9 rekening houden met de wensen en gewoonten van de zorgvrager	....	....
10 in de thuissituatie naasten helpen bij het mede uitvoeren van het preventie- en GVO-plan.	....	....

Conclusie

voldaan/niet voldaan	datum	paraaf
	....	....

Deelkwalificatie 408: Verplegen van verstandelijk gehandicapten 1

11 Coördineren van zorg

Eindtermen

408.06.1	403.01.1, 2, 3, 4, 5, 6	204.01.1, 3
	403.03.1,2,3	204.04.1
	403.05	204.05.3

Leerdoelen

Je kunt:
1 activiteiten rondom het verpleegproces coördineren
2 deelnemen aan diverse besprekingen
3 knelpunten en wensen ten aanzien van de zorg bespreken met het team, de zorgvrager en diens naasten en/of wettelijke vertegenwoordigers
4 andere disciplines consulteren en adviezen en informatie doorgeven
5 nieuwe gegevens verwerken in het verpleegplan
6 efficiënt en kostenbewust werken door de juiste prioriteiten te stellen
7 een werkplanning maken en afspraken nakomen
8 samenwerken met alle betrokkenen en je eigen werkwijze bespreekbaar maken
9 zelf initiatieven ondernemen tot het leggen van contacten.

Inleiding

Als verpleegkundige heb je in de zorgverlening een spilfunctie. Je bent de vaste factor in het zorgproces van de verstandelijk gehandicapte zorgvrager, waarbij verschillende mensen betrokken zijn. Hiervoor is efficiënt overleg en een goede coördinatie nodig. Als verpleegkundige bewaak je de kwaliteit van communicatie en zorg door de efficiëntie van planning en de effecten van uitvoering in de gaten te houden.

Opdracht

- Bespreek met je werkbegeleider aan welke overlegsituaties je gaat deelnemen en wat je rol hierin is.
- Bespreek een knelpunt in de zorgverlening van een verstandelijk gehandicapte zorgvrager in een overlegsituatie.
- Maak afspraken over de communicatie met andere disciplines, de zorgvrager en diens naasten en/of wettelijke vertegenwoordigers.
- Stel prioriteiten, leg afspraken vast en maak een tijdsplanning.
- Verwerk de gegevens in het verpleegplan.
- Plan een evaluatie waarin de manier van werken besproken wordt aan de hand van efficiëntie en effectiviteit.

Stappen

1 Voorbereiden

Bereid de opdracht voor. Maak hierbij gebruik van de stappenplankaart en het schema voor vaardigheden.

2 Uitvoeren

Voer de opdracht uit.

3 Evalueren

Bespreek de uitvoering van de opdracht met je begeleider. Je kunt hierbij gebruikmaken van de stappenplankaart en het schema voor vaardigheden.

Deelkwalificatie 408: Verplegen van verstandelijk gehandicapten 1

Evaluatie van de opdracht

Opmerking van de student

Opmerking van de begeleider

Criteria

	voldoende	onvoldoende
Je kunt:		
1 activiteiten rondom het verpleegproces coördineren	....	....
2 deelnemen aan diverse besprekingen	....	....
3 knelpunten en wensen ten aanzien van de zorg bespreken met het team, de zorgvrager en diens naasten en/of wettelijke vertegenwoordigers	....	....
4 andere disciplines consulteren en adviezen en informatie doorgeven	....	....
5 nieuwe gegevens verwerken in het verpleegplan	....	....
6 efficiënt en kostenbewust werken door de juiste prioriteiten te stellen	....	....
7 een werkplanning maken en afspraken nakomen	....	....
8 samenwerken met alle betrokkenen en je eigen werkwijze bespreekbaar maken	....	....
9 zelf initiatieven ondernemen tot het leggen van contacten.	....	....

Conclusie

voldaan/niet voldaan	datum	paraaf
	....	....

Deelkwalificatie 408: Verplegen van verstandelijk gehandicapten 1

12 Signaleren van knelpunten

Eindtermen

408.06.1   403.04.1   204.03.1
                        204.04.1

Leerdoelen

Je kunt in de zorg voor verstandelijk gehandicapten:
1 materiële en immateriële knelpunten signaleren op het gebied van de zorgverlening en daarbij verantwoordelijkheid dragen voor de eigen taken
2 initiatieven nemen om knelpunten op te lossen en daarbij je eigen mening en wensen naar voren brengen.

Inleiding

Indien je als verpleegkundige persoonlijk begeleider van een verstandelijk gehandicapte zorgvrager bent, stem je de zorg af op de verschillende naasten en deskundigen. Je bent de aangewezen persoon waar mensen zich melden als er zich problemen voordoen. Voorbeelden van knelpunten zijn: binnenshuis te weinig speelmogelijkheden, ouders met klachten over krappe huisvesting, problemen in de bejegening. Het is vervolgens jouw taak deze materiële en immateriële knelpunten aan de orde te stellen bij de betrokkenen (collega's, naasten en andere disciplines) en initiatief te nemen om zaken op te lossen.

Opdracht

- Kies in overleg met je begeleider een zorgvrager voor wie jij gedurende een bepaalde periode (mede) persoonlijk begeleider kunt zijn.
- Signaleer materiële en immateriële knelpunten in de zorg rondom deze zorgvrager en bespreek deze met je collega's.
- Neem in overleg met je collega's, andere disciplines en naasten initiatieven om deze knelpunten op te lossen.

Stappen

1 Voorbereiden

Bereid de opdracht voor. Maak hierbij gebruik van de stappenplankaart en het schema voor vaardigheden.

2 Uitvoeren

Voer de opdracht uit.

3 Evalueren

Bespreek de uitvoering van de opdracht met je begeleider. Je kunt hierbij gebruikmaken van de stappenplankaart en het schema voor vaardigheden.

Deelkwalificatie 408: Verplegen van verstandelijk gehandicapten 1

Evaluatie van de opdracht

Opmerking van de student

_____
_____
_____
_____
_____
_____
_____
_____
_____
_____
_____
_____
_____

Opmerking van de begeleider

_____
_____
_____
_____
_____
_____
_____
_____
_____
_____
_____
_____
_____

Criteria

	voldoende	*onvoldoende*
Je kunt in de zorg voor verstandelijk gehandicapten:		
1 materiële en immateriële knelpunten signaleren op het gebied van de zorgverlening en daarbij verantwoordelijkheid dragen voor de eigen taken	....	....
2 initiatieven nemen om knelpunten op te lossen en daarbij de eigen mening en wensen naar voren brengen.	....	....

Conclusie

voldaan/niet voldaan	datum	paraaf
	....	....

Deelkwalificatie 408: Verplegen van verstandelijk gehandicapten 1

13 Zorgen voor een prettige leefomgeving

Eindtermen

408.02.3
408.03.10, 11, 12, 13

303.02.4

204.01.3,4
204.02.1
204.05.3

Leerdoelen

Je kunt:
1 de woonomgeving van ieder individu aanpassen overeenkomstig zijn wensen en behoeften
2 de verstandelijk gehandicapte zorgvrager hierin adviseren en ondersteunen
3 de juiste activiteit aanbieden, indien de zorgvrager dit wenst
4 werkbare afspraken maken voor een schone en veilige leefomgeving, deze afspraken nakomen en bespreekbaar maken
5 zorgen voor de privacy van ieder individu en voor een respectvolle omgang met elkaar
6 binnen het team de groepssamenstelling en de consequenties hiervan voor elk individu bespreekbaar maken
7 advies geven aan anderen betreffende de leefomgeving en de plaats hierin van de verstandelijk gehandicapte(n).

Inleiding

Verschillende factoren zijn van invloed op het functioneren van mensen, zoals de woon- en leefsituatie. Zowel in je eigen leefsituatie als in die van de zorgvrager is het belangrijk elkaar te respecteren en in de eigen waarde te laten. Dit betekent ook dat je elkaar de ruimte geeft om op de eigen manier het leven inhoud te geven. Bij de keuze voor een woonsituatie voor een zorgvrager met een verstandelijke handicap dien je je dan ook goed bewust te zijn van de invloed van deze factoren.

Opdracht

– Bespreek wat de wensen en behoeften zijn van iedere zorgvrager ten aanzien van zijn manier van leven binnen de woonsituatie.
– Bespreek met je werkbegeleider hoe men binnen de groep met elkaar omgaat en of ieder individu voldoende privacy en ruimte krijgt om zich thuis te voelen.
– Plan een avondinvulling die voldoet aan ieders wensen en begeleid hierin.
– Wees alert op incidenten die de leefomgeving verstoren en speel hier adequaat op in.
– Bespreek knelpunten ten aanzien van het leefmilieu en geef adviezen ter verbetering.

Stappen

1 Voorbereiden

Bereid de opdracht voor. Maak hierbij gebruik van de stappenplankaart en het schema voor vaardigheden.

2 Uitvoeren

Voer de opdracht uit.

3 Evalueren

Bespreek de uitvoering van de opdracht met je begeleider. Je kunt hierbij gebruikmaken van de stappenplankaart en het schema voor vaardigheden.

Evaluatie van de opdracht

Opmerking van de student

_____
_____
_____
_____
_____
_____
_____
_____
_____
_____
_____
_____
_____

Opmerking van de begeleider

_____
_____
_____
_____
_____
_____
_____
_____
_____
_____
_____
_____
_____

Criteria

	voldoende	onvoldoende
Je kunt:		
1 de woonomgeving van ieder individu aanpassen overeenkomstig zijn wensen en behoeften	....	....
2 de verstandelijk gehandicapte zorgvrager hierin adviseren en ondersteunen	....	....
3 de juiste activiteit aanbieden, indien de zorgvrager dit wenst	....	....
4 werkbare afspraken maken voor een schone en veilige leefomgeving, deze afspraken nakomen en bespreekbaar maken	....	....
5 zorgen voor de privacy van ieder individu en voor een respectvolle omgang met elkaar	....	....
6 binnen het team de groepssamenstelling en de consequenties hiervan voor elk individu bespreekbaar maken	....	....
7 advies geven aan anderen betreffende de leefomgeving en de plaats hierin van de verstandelijk gehandicapte(n).	....	....

Conclusie

voldaan/niet voldaan	datum	paraaf
	....	....

Deelkwalificatie 408: Verplegen van verstandelijk gehandicapten 1

14 Begeleiden van een leefgroep

Eindtermen

408.03.12, 13, 14   301.01.7, 8   204.01.3, 3

Leerdoelen

Je kunt:
1 activiteiten van verschillende bewoners op elkaar afstemmen
2 groepsbijeenkomsten organiseren en leiden
3 groepsactiviteiten plannen die gericht zijn op de ontwikkeling van de leefgroep
4 afspraken maken over de regels en deze nakomen
5 de doelstelling van de activiteit bewaken
6 een leefgroep begeleiden bij activiteiten en het omgaan met elkaar
7 een groep zorgvragers stimuleren om met elkaar om te gaan en relaties aan te gaan
8 een leefgroep met gedragsproblemen begeleiden
9 maatregelen nemen om negatieve gevolgen van probleemgedrag van een groepslid te voorkomen
10 conflicten signaleren en hanteren.

Inleiding

Het organiseren van individuele en groepsactiviteiten komt voor in woonvoorzieningen en centra voor dagbesteding. Voor beide geldt dat activiteiten bewust gepland worden, afgestemd op de doelgroep en het ontwikkelingsniveau van de verstandelijk gehandicapte zorgvrager. In een leef- of activiteitengroep treden er voortdurend wisselwerkingen op. De verschillende personen reageren continu op elkaar, verbaal en non-verbaal. Gedragsproblemen bij verstandelijk gehandicapten doen een groot beroep op je communicatieve vaardigheden. Hoe zorg jij voor een leefbare situatie waarin de individuele groepsleden zich veilig en gewaardeerd voelen? Daar is humor en creativiteit voor nodig!

Opdracht

Voer deze opdracht uit voor een individuele zorgvrager en voor een groep zorgvragers.
- Bereid op methodische wijze een individuele en groepsactiviteit voor. Houd rekening met:
  - interesse, behoefte en ontwikkelingsniveau van de individuele zorgvrager en de groep
  - regels en afspraken in het dagcentrum of leefgroep
  - beschikbare budget en materialen/hulpmiddelen
  - ruimte/omgeving van de activiteit
  - beschikbare menskracht voor de begeleiding
  - je eigen mogelijkheden.
- Voer de activiteiten uit. Geef aandacht aan onderlinge relaties en samenwerking van de groepsleden. Kom de gemaakte afspraken na.
- Evalueer de activiteiten:
  - is het nodig om tussentijds de activiteit bij te stellen
  - hoe is de activiteit ervaren
  - hoe ga je het effect bewaken
  - ben je gemaakte afspraken nagekomen?
- Begeleid een zorgvrager met gedragsproblemen binnen een groep met als doel voor deze zorgvrager de juiste plek te vinden en/of te behouden binnen de groep.
- Begeleid groepsgenoten van de zorgvrager met gedragsproblemen. Doel: omgaan met de gedragsproblemen en zo negatieve gevolgen van gedragsproblemen voor groepsgenoten beperken.
- Signaleer conflicten die kunnen ontstaan tussen groepsleden onderling en bespreek ze.
- Begeleid de groepsgenoten bij het hanteren van een conflict en om escalatie te voorkomen.

Deelkwalificatie 408: Verplegen van verstandelijk gehandicapten 1

Stappen

1 Voorbereiden

Bereid de opdracht voor. Maak hierbij gebruik van de stappenplankaart en het schema voor vaardigheden.

2 Uitvoeren

Voer de opdracht uit.

3 Evalueren

Bespreek de uitvoering van de opdracht met je begeleider. Je kunt hierbij gebruikmaken van de stappenplankaart en het schema voor vaardigheden.

Evaluatie van de opdracht

Opmerking van de student

_____
_____
_____
_____
_____

Opmerking van de begeleider

_____
_____
_____
_____
_____

Criteria

Je kunt:	voldoende	onvoldoende
1 activiteiten van verschillende bewoners op elkaar afstemmen	....	....
2 groepsbijeenkomsten organiseren en leiden	....	....
3 groepsactiviteiten plannen die gericht zijn op de ontwikkeling van de leefgroep	....	....
4 afspraken maken over de regels en deze nakomen	....	....
5 de doelstelling van de activiteit bewaken	....	....
6 een leefgroep begeleiden bij activiteiten en het omgaan met elkaar	....	....
7 een groep zorgvragers stimuleren om met elkaar om te gaan en relaties aan te gaan	....	....
8 een leefgroep met gedragsproblemen begeleiden	....	....
9 maatregelen nemen om negatieve gevolgen van probleemgedrag van een groepslid te voorkomen	....	....
10 conflicten signaleren en hanteren.	....	....

Conclusie

voldaan/niet voldaan	datum	paraaf
	....	....

Deelkwalificatie 408: Verplegen van verstandelijk gehandicapten 1

15 Kwaliteitszorg en deskundigheidsbevordering

Eindtermen

408.07.1

Leerdoel

Je kunt bij het verplegen van verstandelijk gehandicapten kwaliteitszorg en deskundigheidsbevordering toepassen.

Inleiding

Kwaliteitszorg en deskundigheidsbevordering zijn belangrijke onderdelen van het beroep van verpleegkundige. In een notendop: hoe zorg je voor kwaliteit in de zorgverlening en hoe word en blijf je deskundig op je vakgebied? Over deze thema's zijn zeven opdrachten beschreven bij deelkwalificatie 404. In het kader van de zorg voor verstandelijk gehandicapten kies je een of meer opdrachten uit die je toepast op deze zorgcategorie. Uiteindelijk is het de bedoeling dat je in de basis- en hoofdfase van je opleiding alle opdrachten van deelkwalificatie 404 hebt uitgevoerd. In de differentiatiefase kun je deze opdrachten opnieuw gebruiken om je in de kwaliteitszorg en deskundigheidsbevordering te verdiepen bij de zorgcategorie van je keuze.

Opdracht

- Kies in overleg met je begeleider een of meer opdrachten uit deelkwalificatie 404, zoals deze in dit boek beschreven staan.
- Pas deze opdracht toe bij het verplegen van verstandelijk gehandicapten.

Stappen

1 Voorbereiden

Bereid de opdracht voor. Maak hierbij gebruik van de stappenplankaart en het schema voor vaardigheden.

2 Uitvoeren

Voer de opdracht uit.

3 Evalueren

Bespreek de uitvoering van de opdracht met je begeleider. Je kunt hierbij gebruikmaken van de stappenplankaart en het schema voor vaardigheden.

Deelkwalificatie 408: Verplegen van verstandelijk gehandicapten 1

Evaluatie van de opdracht

Opmerking van de student

Opmerking van de begeleider

Criteria

	voldoende	onvoldoende
Je kunt bij het verplegen van verstandelijk gehandicapten kwaliteitszorg en deskundigheidsbevordering toepassen.	....	....

Conclusie

voldaan/niet voldaan   **datum**   **paraaf**

Deelkwalificatie 409: Verplegen van zorgvragers met een psychiatrische ziekte 1

1 Vaststellen van de zorgbehoefte

2 Stellen van een diagnose en opstellen verpleegplan

3 Basiszorg verlenen

4 Verpleegplan evalueren en bijstellen

5 Zorg dragen voor ontslag of overdracht

6 Begeleiden bij gedragsproblemen

7 Begeleiden bij het dagprogramma

8 Omgaan met fysieke agressie

9 Begeleiden bij contacten

10 Bijeenkomsten organiseren en leiden

11 Coördineren van zorg

12 Signaleren van knelpunten en oplossen

13 Groepsactiviteiten organiseren

14 Groepsprocessen sturen

15 Kwaliteitszorg en deskundigheidsbevordering

Deelkwalificatie 409: Verplegen van zorgvragers met een psychiatrische ziekte 1

1 Vaststellen van de zorgbehoefte

Eindtermen

409.02.1, 2   401.02.1, 2, 3, 4   204.02.1
                                    204.03.5

Leerdoelen

Je kunt voor een (groep) zorgvrager(s) met een psychiatrische ziekte:
1 op systematische wijze informatie verzamelen en interpreteren
2 observaties uitvoeren met behulp van gestandaardiseerde lijsten en verwerken
3 een anamnesegesprek voeren met behulp van een gestructureerde vragenlijst
4 op basis van alle gegevens zijn zorgbehoefte vaststellen
5 aan de hand van het verpleegplan begeleiding bieden
6 verpleegkundige zorg plannen
7 op basis van (reeds) verzamelde gegevens de behoefte aan verpleegkundige zorg bepalen
8 het beroepsgeheim hanteren
9 respect tonen ongeacht diens sociale of economische status, opleiding, ras en sekse.

Inleiding

Gegevens verzamelen is een belangrijke voorwaarde voor de juiste zorgverlening. De uitkomsten van de gegevens vormen namelijk de basis voor het bepalen van de (verpleegkundige) doelen en de te bieden zorg aan de zorgvrager en/of een groep zorgvragers. Een anamnesegesprek zou je kunnen vergelijken met een gesprek tussen klant en verkoper. De verkoper zal de klant respectvol benaderen en op zijn gemak stellen. Daarna zal hij proberen duidelijk te krijgen wat de klant wil door goede vragen te stellen. Uiteindelijk wordt duidelijk welk product het best aan de verwachtingen van de klant voldoet.

Opdracht

- Verzamel gegevens/informatie over een (groep) zorgvrager(s) met een psychiatrische ziekte door:
  - bestudering van het (verpleegkundige) dossier
  - observatie van de zorgvrager(s)
  - gesprek met de zorgvrager(s), diens naasten of wettelijke vertegenwoordigers.
- Rapporteer je gegevens op de juiste wijze.
- Stel in overleg met de (groep) zorgvrager(s) met een psychiatrische ziekte de zorgbehoefte vast.
- Laat in al je handelen blijken respect te tonen voor de zorgvrager en diens privacy te waarborgen.

Stappen

1 Voorbereiden

Bereid de opdracht voor. Maak hierbij gebruik van de stappenplankaart en het schema voor vaardigheden.

2 Uitvoeren

Voer de opdracht uit.

3 Evalueren

Bespreek de uitvoering van de opdracht met je begeleider. Je kunt hierbij gebruikmaken van de stappenplankaart en het schema voor vaardigheden.

Evaluatie van de opdracht

Opmerking van de student

_____
_____
_____
_____
_____
_____
_____
_____
_____
_____
_____

Opmerking van de begeleider

_____
_____
_____
_____
_____
_____
_____
_____
_____
_____
_____
_____

Criteria

Je kunt:	voldoende	onvoldoende
1 op systematische wijze informatie verzamelen en interpreteren	....	....
2 observaties uitvoeren met behulp van gestandaardiseerde lijsten en verwerken	....	....
3 een anamnesegesprek voeren met behulp van een gestructureerde vragenlijst	....	....
4 op basis van alle gegevens zijn zorgbehoefte vaststellen	....	....
5 aan de hand van het verpleegplan begeleiding bieden	....	....
6 verpleegkundige zorg plannen	....	....
7 op basis van (reeds) verzamelde gegevens de behoefte aan verpleegkundige zorg bepalen	....	....
8 het beroepsgeheim hanteren	....	....
9 respect tonen ongeacht diens sociale of economische status, opleiding, ras en sekse.	....	....

Conclusie

voldaan/niet voldaan	datum	paraaf
	....	....

Deelkwalificatie 409: Verplegen van zorgvragers met een psychiatrische ziekte 1

2 Stellen van een diagnose en opstellen verpleegplan

Eindtermen

409.02.1	401.03	204.01.2, 8
	401.04.1, 2, 4, 5	204.04.5

Leerdoelen

Je kunt:
1 een verpleegkundige diagnose stellen met behulp van standaarden
2 aan de hand van de verpleegkundige diagnose, in samenwerking met de zorgvrager met een psychiatrische ziekte, verpleegdoelen vaststellen
3 aan de hand van de vastgestelde doelen verpleegkundige interventies kiezen
4 in overleg met de zorgvrager met een psychiatrische ziekte en/of diens naasten het verpleegplan vaststellen
5 een verpleegkundig dossier aanleggen en bijhouden
6 verpleegkundige zorg plannen
7 onderhandelen met collega's, leidinggevende en zorgvrager met een psychiatrische ziekte.

Inleiding

Voor het opstellen van een individueel verpleegplan is samenwerking tussen de verpleegkundige, de zorgvrager en/of diens naasten en collega's noodzakelijk. Deze zorgvrager met al zijn mogelijkheden en beperkingen is de directe partner van de verpleegkundige in dit proces. Het individuele verpleegplan maakt inzichtelijk welke verpleegkundige diagnose op welke manier, met welke middelen en binnen welk tijdsbestek opgelost dan wel vormgegeven moet worden. Bij een goed opgesteld verpleegplan weet de zorgvrager waar hij aan toe is wat betreft zijn begeleiding, verzorging en behandeling. Voor collega's geeft een goed verpleegplan inzicht en handvatten in de verzorging en begeleiding van de zorgvrager.

Opdracht

- Maak een verpleegplan voor een zorgvrager met een psychiatrische ziekte. Denk daarbij aan:
  - gegevens verzamelen
  - vaststellen van de verpleegkundige diagnose
  - bepalen van de verpleegdoelen
  - formuleren van verpleegkundige interventies.
- Rapporteer je verpleegplan op de juiste wijze in het verpleegkundig dossier.
- Werk samen met collega's, zorgvrager met een psychiatrische ziekte en/of diens naasten.

Stappen

1 Voorbereiden

Bereid de opdracht voor. Maak hierbij gebruik van de stappenplankaart en het schema voor vaardigheden.

2 Uitvoeren

Voer de opdracht uit.

3 Evalueren

Bespreek de uitvoering van de opdracht met je begeleider. Je kunt hierbij gebruikmaken van de stappenplankaart en het schema voor vaardigheden.

Evaluatie van de opdracht

Opmerking van de student

_____
_____
_____
_____
_____
_____
_____
_____
_____
_____
_____

Opmerking van de begeleider

_____
_____
_____
_____
_____
_____
_____
_____
_____
_____
_____
_____

Criteria

Je kunt:	voldoende	onvoldoende
1 een verpleegkundige diagnose stellen met behulp van standaarden	....	....
2 aan de hand van de verpleegkundige diagnose, in samenwerking met de zorgvrager met een psychiatrische ziekte, verpleegdoelen vaststellen	....	....
3 aan de hand van de vastgestelde doelen verpleegkundige interventies kiezen	....	....
4 in overleg met de zorgvrager met een psychiatrische ziekte en/of diens naasten het verpleegplan vaststellen	....	....
5 een verpleegkundig dossier aanleggen en bijhouden	....	....
6 verpleegkundige zorg plannen	....	....
7 onderhandelen met collega's, leidinggevende en zorgvrager met een psychiatrische ziekte.	....	....

Conclusie

voldaan/niet voldaan	datum	paraaf
	....	....

Deelkwalificatie 409: Verplegen van zorgvragers met een psychiatrische ziekte 1

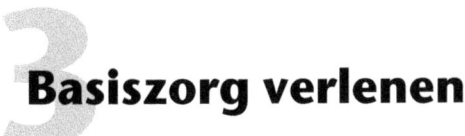

Basiszorg verlenen

Eindtermen

409.03.1   401.07.1, 2, 3, 4, 5   204.02.1
                                    204.02.3

Leerdoelen

Je kunt:
1 mondeling rapporteren
2 schriftelijk rapporteren en registreren volgens het (geautomatiseerde) systeem op je werkplek
3 het totale verpleegkundige proces registreren in het dossier van de zorgvrager met een psychiatrische ziekte
4 relevante gegevens over een zorgvrager met een psychiatrische ziekte aan naasten rapporteren
5 relevante gegevens aan andere disciplines rapporteren
6 basiszorg verlenen aan een zorgvrager met een psychiatrische ziekte
7 respect tonen voor de zorgvrager met een psychiatrische ziekte ongeacht diens sociale of economische status, opleiding, ras en of sekse
8 de autonomie van een zorgvrager met een psychiatrische ziekte hanteren.

Inleiding

Als hulpverlener krijg je per dienst een veelheid informatie over de zorgvrager. Om de continuïteit van zorg te waarborgen en de kwaliteit te bevorderen is het essentieel dat al deze informatie op juiste wijze wordt gerapporteerd, zowel schriftelijk als mondeling. Dit betekent onder andere het onderscheiden van hoofd- en bijzaken, en zeker wanneer je aan naasten rapporteert het waarborgen van de privacy van de zorgvrager met een psychiatrische ziekte. Dit houdt in dat je goed moet samenwerken met de zorgvrager zelf.

Opdracht

- Overleg met de collega waarmee je samenwerkt van welke zorgvrager(s) je die dienst schriftelijk en mondeling rapporteert. Baseer je keuze op die zorgvragers waaraan jij de basiszorg verleent.
- Rapporteer van minstens twee zorgvragers naar andere disciplines.
- Rapporteer van minstens twee zorgvragers naar zijn naasten.
- Draag tijdens je BPV-periode/stage van minstens één zorgvrager, zorg voor het registreren van het totale verpleegkundige proces in diens dossier.
- Werk tijdens deze opdracht zoveel mogelijk samen met de respectievelijke zorgvragers. Houd hierbij rekening met diens autonomie en de wetgeving.

Stappen

1 Voorbereiden

Bereid de opdracht voor. Maak hierbij gebruik van de stappenplankaart en het schema voor vaardigheden.

2 Uitvoeren

Voer de opdracht uit.

3 Evalueren

Bespreek de uitvoering van de opdracht met je begeleider. Je kunt hierbij gebruikmaken van de stappenplankaart en het schema voor vaardigheden.

Evaluatie van de opdracht

Opmerking van de student

_____
_____
_____
_____
_____
_____
_____
_____
_____
_____
_____
_____

Opmerking van de begeleider

_____
_____
_____
_____
_____
_____
_____
_____
_____
_____
_____

Criteria

	voldoende	onvoldoende
Je kunt:		
1 mondeling rapporteren	....	....
2 schriftelijk rapporteren en registreren volgens het (geautomatiseerde) systeem op je werkplek	....	....
3 het totale verpleegkundige proces registreren in het dossier van de zorgvrager met een psychiatrische ziekte	....	....
4 relevante gegevens over een zorgvrager met een psychiatrische ziekte aan naasten rapporteren	....	....
5 relevante gegevens aan andere disciplines rapporteren	....	....
6 basiszorg verlenen aan een zorgvrager met een psychiatrische ziekte	....	....
7 respect tonen voor de zorgvrager met een psychiatrische ziekte ongeacht diens sociale of economische status, opleiding, ras en of sekse	....	....
8 de autonomie van een zorgvrager met een psychiatrische ziekte hanteren.	....	....

Conclusie

voldaan/niet voldaan	datum	paraaf
	....	....

Deelkwalificatie 409: Verplegen van zorgvragers met een psychiatrische ziekte 1

4 Verpleegplan evalueren en bijstellen

Eindtermen

409.03.1   401.06.1, 2   204.01.2, 8
409.04.1   204.04.5

Leerdoelen

Je kunt:
1 in samenwerking met de zorgvrager met een psychiatrische ziekte, diens naasten en/of wettelijke vertegenwoordigers een verpleegplan evalueren
2 aan de hand van deze samenwerking het verpleegplan bijstellen
3 basiszorg verlenen aan de zorgvrager met een psychiatrische ziekte
4 verpleegtechnische handelingen uitvoeren bij de zorgvrager met een psychiatrische ziekte, zoals het toedienen van medicatie
5 communiceren met de zorgvrager met een psychiatrische ziekte afgestemd op diens mogelijkheden
6 de zorgvrager met een psychiatrische ziekte informeren over de te verlenen zorg
7 onderhandelen met collega's, leidinggevende en zorgvrager met een psychiatrische ziekte.

Inleiding

Een kenmerk van zorgvragers met een psychiatrische ziekte is de gedragsproblematiek. Sommigen hebben gedrag ontwikkeld dat voor zichzelf of anderen problemen veroorzaakt. Als hulpverlener heb je de taak om samen met een zorgvrager met gedragsproblemen en alle betrokkenen diens verpleegplan te evalueren en bij te stellen. Een verpleegplan is erop gericht om aan de hand van problemen doelen te stellen en activiteiten te ondernemen om de problemen van de zorgvrager te verminderen dan wel niet erger te laten worden. Als het goed is betekent dit dat er bij hem positieve veranderingen optreden. Om steeds weer kwalitatief goede zorg te kunnen verlenen zal het verpleegplan geëvalueerd en bijgesteld moeten worden. Op geleide van het bijgestelde verpleegplan kun jij dan basiszorg en verpleegkundige handelingen uitvoeren.

Opdracht

- Bespreek met je werkbegeleider van welke zorgvrager met een psychiatrische ziekte met specifieke gedragsproblemen je het verpleegplan gaat evalueren en bijstellen.
- Evalueer en stel het verpleegplan bij van een zorgvrager met een psychiatrische ziekte met gedragsproblemen. Denk daarbij aan:
  • gegevens verzamelen
  • bijstellen van de verpleegkundige diagnose
  • bepalen van de nieuwe verpleegdoelen
  • formuleren van verpleegkundige interventies.
- Houd rekening met de functie van het gedrag van de zorgvrager.
- Neem in je uitwerking van het verpleegplan gedragsalternatieven voor de zorgvrager op.
- Rapporteer je verpleegplan op de juiste wijze in het verpleegkundig dossier.
- Werk samen met collega's, zorgvrager met een psychiatrische ziekte en/of diens naasten.
- Voer de basiszorg en verpleegtechnische handelingen uit die zijn opgenomen in het bijgestelde verpleegplan. Houd hierbij rekening met noodzakelijke voorzorgsmaatregelen, procedures en voorschriften.

Stappen

1 Voorbereiden

Bereid de opdracht voor. Maak hierbij gebruik van de stappenplankaart en het schema voor vaardigheden.

2 Uitvoeren

Voer de opdracht uit.

3 Evalueren

Bespreek de uitvoering van de opdracht met je begeleider. Je kunt hierbij gebruikmaken van de stappenplankaart en het schema voor vaardigheden.

Evaluatie van de opdracht

Opmerking van de student

___

Opmerking van de begeleider

___

Criteria

	voldoende	onvoldoende
Je kunt:		
1 in samenwerking met de zorgvrager met een psychiatrische ziekte, diens naasten en/of wettelijke vertegenwoordigers een verpleegplan evalueren	....	....
2 aan de hand van deze samenwerking het verpleegplan bijstellen	....	....
3 basiszorg verlenen aan de zorgvrager met een psychiatrische ziekte	....	....
4 verpleegtechnische handelingen uitvoeren bij de zorgvrager met een psychiatrische ziekte, zoals het toedienen van medicatie	....	....
5 communiceren met de zorgvrager met een psychiatrische ziekte afgestemd op diens mogelijkheden	....	....
6 de zorgvrager met een psychiatrische ziekte informeren over de te verlenen zorg	....	....
7 onderhandelen met collega's, leidinggevende en zorgvrager met een psychiatrische ziekte.	....	....

Conclusie

voldaan/niet voldaan	datum	paraaf
	....	....

Deelkwalificatie 409: Verplegen van zorgvragers met een psychiatrische ziekte 1

5 Zorg dragen voor ontslag of overdracht

Eindtermen

409.06.1   403.02.1, 2, 3, 4   204.01.8
                                 204.03.1

Leerdoelen

Je kunt:
1 het ontslag van een zorgvrager met een psychiatrische ziekte voorbereiden
2 een zorgvrager met een psychiatrische ziekte voorbereiden op diens ontslag of overplaatsing
3 een aansluitend gesprek met de zorgvrager met een psychiatrische ziekte en/of diens naasten voeren
4 een verpleegkundige overdracht schrijven voor een andere afdeling
5 een overdrachtsgesprek voeren met collega's van een andere afdeling of instelling
6 het verpleegkundig dossier van de ontslagen c.q. overgeplaatste zorgvrager met een psychiatrische ziekte afsluiten
7 verantwoordelijkheid dragen voor de uitgevoerde taken
8 een zorgvrager met een psychiatrische ziekte informeren over de te verlenen zorg.

Inleiding

Er komt een tijd dat je de zorg voor een zorgvrager met een psychiatrische ziekte kunt beëindigen. Hij kan hersteld zijn en geen zorg meer nodig hebben of er is andere zorg nodig dan in je zorginstelling geboden kan worden. De zorgvrager wordt dan overgeplaatst naar een instelling of afdeling waar die zorg wel voorhanden is. Op dat moment rond je de zorg af en draag je dit over.

Opdracht

- Bespreek met je werkbegeleider je plan van aanpak voor ontslag of overdracht van de zorgvrager met een psychiatrische ziekte.
- Bereid de zorgvrager voor op diens ontslag of overplaatsing aan de hand van het verpleegplan en de richtlijnen van je werkplek.
- Voer een afsluitend gesprek met de zorgvrager voor de andere setting.
- Bespreek deze overdracht met de zorgvrager.
- Begeleid de zorgvrager tijdens de overplaatsing naar de andere setting.
- Informeer de collega's van de andere setting over de zorgvrager en diens verpleegplan. Betrek de zorgvrager hier zoveel mogelijk bij.
- Werk op je eigen werkplek overplaatsing dan wel ontslag volgens de daar geldende richtlijnen af.
- Evalueer met collega's en werkbegeleider.

Stappen

1 Voorbereiden

Bereid de opdracht voor. Maak hierbij gebruik van de stappenplankaart en het schema voor vaardigheden.

2 Uitvoeren

Voer de opdracht uit.

3 Evalueren

Bespreek de uitvoering van de opdracht met je begeleider. Je kunt hierbij gebruikmaken van de stappenplankaart en het schema voor vaardigheden.

Deelkwalificatie 409: Verplegen van zorgvragers met een psychiatrische ziekte 1

Evaluatie van de opdracht

Opmerking van de student

_____
_____
_____
_____
_____
_____
_____
_____
_____
_____
_____
_____

Opmerking van de begeleider

_____
_____
_____
_____
_____
_____
_____
_____
_____
_____
_____
_____

Criteria

	voldoende	*onvoldoende*
Je kunt:		
1 het ontslag van een zorgvrager met een psychiatrische ziekte voorbereiden	....	....
2 een zorgvrager met een psychiatrische ziekte voorbereiden op diens ontslag of overplaatsing	....	....
3 een aansluitend gesprek met de zorgvrager met een psychiatrische ziekte en/of diens naasten voeren	....	....
4 een verpleegkundige overdracht schrijven voor een andere afdeling	....	....
5 een overdrachtsgesprek voeren met collega's van een andere afdeling of instelling	....	....
6 het verpleegkundig dossier van de ontslagen c.q. overgeplaatste zorgvrager met een psychiatrische ziekte afsluiten	....	....
7 verantwoordelijkheid dragen voor de uitgevoerde taken	....	....
8 een zorgvrager met een psychiatrische ziekte informeren over de te verlenen zorg.	....	....

Conclusie

voldaan/niet voldaan	datum	paraaf
	....	....

Deelkwalificatie 409: Verplegen van zorgvragers met een psychiatrische ziekte 1

6 Begeleiden bij gedragsproblemen

Eindtermen

409.03.2, 4   401.05.1, 2, 3   204.02.1
                                 204.03.1

Leerdoelen

Je kunt:
1 bij een psychiatrische zorgvrager met gedragsproblemen veranderingen signaleren in de gezondheidstoestand en zorgbehoefte
2 veranderende situaties snel onder controle krijgen en houden door middel van het toepassen van beïnvloedingsmethoden
3 de zorgvrager met gedragsproblemen begeleiden bij het omgaan met diens gedragsproblemen
4 de psychiatrische zorgvrager helpen bij het verkrijgen van besef en inzicht in de effecten van diens eigen gedrag
5 de psychiatrische zorgvrager ondersteunen bij het voorkomen van negatieve gevolgen van diens gedragsproblemen
6 helpen bij het omgaan met conflicten
7 respect tonen voor de zorgvrager met gedragsproblemen ongeacht diens sociale of economische status, opleiding, ras en sekse
8 verantwoordelijkheid dragen voor de eigen taken.

Inleiding

Op alledaagse gebeurtenissen reageren we met gedragingen die ons aangeboren dan wel aangeleerd zijn. De zorgvrager met een psychiatrische ziekte reageert vaak niet adequaat op wat er om hem heen gebeurt. Dit betekent dat hij niet in staat is te putten uit de goede alternatieven die hij beheerst. Het gedrag van sommige zorgvragers veroorzaakt voor henzelf of anderen problemen, zodat ze vaker met anderen in conflict komen. Als hulpverlener heb je de taak om samen met hem dit gedrag tot een minimum te beperken, hem inzicht te verschaffen in zijn ongewenste gedrag en te helpen adequaat gedrag te leren.

Opdracht

Kies een zorgvrager met gedragsproblemen die jij gaat observeren. Kijk hierbij naar de context waarin de gedragsproblemen zich afspelen en hoe het ongewenste gedrag zich uit.
- Observeer op welke wijze de zorgvrager met zijn omgeving communiceert.
- Bespreek met je werkbegeleider welk ongewenst gedrag je geobserveerd hebt, geef hierbij aan hoe de zorgbehoefte is veranderd en welke strategieën je gaat toepassen om het gedrag te beïnvloeden.
- Voer de afgesproken strategie uit die het gedrag van de zorgvrager kan beïnvloeden, bijvoorbeeld door het gedrag te bevestigen, te negeren, af te wijzen, te kanaliseren, te couperen dan wel op te roepen.
- Ondersteun de psychiatrische zorgvrager wanneer hij conflicten heeft voortkomend uit diens gedragsproblemen door middel van het maken van afspraken over geaccepteerd gedrag en het aanleren van dit geaccepteerd gedrag.
- Evalueer je werkwijze met de zorgvrager en je werkbegeleider.

Stappen

1 Voorbereiden

Bereid de opdracht voor. Maak hierbij gebruik van de stappenplankaart en het schema voor vaardigheden.

2 Uitvoeren

Voer de opdracht uit.

3 Evalueren

Bespreek de uitvoering van de opdracht met je begeleider. Je kunt hierbij gebruikmaken van de stappenplankaart en het schema voor vaardigheden.

Evaluatie van de opdracht

Opmerking van de student

_____
_____
_____
_____
_____
_____
_____
_____

Opmerking van de begeleider

_____
_____
_____
_____
_____
_____
_____
_____

Criteria

	voldoende	*onvoldoende*
Je kunt:		
1 bij een psychiatrische zorgvrager met gedragsproblemen veranderingen signaleren in de gezondheidstoestand en zorgbehoefte	....	....
2 veranderende situaties snel onder controle krijgen en houden door middel van het toepassen van beïnvloedingsmethoden	....	....
3 de zorgvrager met gedragsproblemen begeleiden bij het omgaan met diens gedragsproblemen	....	....
4 de psychiatrische zorgvrager helpen bij het verkrijgen van besef en inzicht in de effecten van diens eigen gedrag	....	....
5 de psychiatrische zorgvrager ondersteunen bij het voorkomen van negatieve gevolgen van diens gedragsproblemen	....	....
6 helpen bij het omgaan met conflicten	....	....
7 respect tonen voor de zorgvrager met gedragsproblemen ongeacht diens sociale of economische status, opleiding, ras en sekse	....	....
8 verantwoordelijkheid dragen voor de eigen taken.	....	....

Conclusie

voldaan/niet voldaan	datum	paraaf
	....	....

Deelkwalificatie 409: Verplegen van zorgvragers met een psychiatrische ziekte 1

7 Begeleiden bij het dagprogramma

Eindtermen

409.03.3   204.02.3
                204.05.1

Leerdoelen

Je kunt:
1. een dagprogramma voor een zorgvrager met een psychiatrische ziekte opstellen
2. overleggen met de zorgvrager met een psychiatrische ziekte over diens verwachtingen en wensen ten aanzien van het dagprogramma
3. het dagprogramma afstemmen op het verpleegplan van de zorgvrager met een psychiatrische ziekte
4. samenwerken met collega's, mantelzorg en vrijwilligers
5. gebruikmaken van het therapeutische milieu van de afdeling
6. een zorgvrager met een psychiatrische ziekte motiveren tot zelfzorg
7. een zorgvrager met een psychiatrische ziekte die ondersteuning bieden die voor zijn ontwikkeling nodig is
8. het dagprogramma evalueren met de zorgvrager met een psychiatrische ziekte en collega's
9. aan de hand van de evaluatie het dagprogramma optimaliseren om het voor de zorgvrager met een psychiatrische ziekte zo effectief mogelijk te laten zijn
10. omgaan met de eigen verantwoordelijkheid van de zorgvrager met een psychiatrische ziekte
11. samenwerken met alle betrokkenen in het hulpverleningsproces.

Inleiding

Veel mensen zijn zelf verantwoordelijk en voelen zich prettig bij een zinvolle daginvulling. Het geeft structuur en houvast in het leven. Veel zorgvragers met een psychiatrische ziekte zijn niet meer in staat om voor zichzelf een zinvolle daginvulling te creëren. Zij zijn vaak ook minder goed in staat zijn om zichzelf en hun omgeving te verzorgen, hetgeen een stigmatiserend effect op de betrokken persoon kan hebben. Voor jou als hulpverlener is niets makkelijker dan die zorg van de zorgvrager over te nemen. Hier is de zorgvrager echter niet echt mee geholpen. Aan jou de taak om de zorgvrager echt te begeleiden en ondersteunen bij diens dagprogramma zodanig dat er weer structuur en duidelijkheid in zijn leven komt.

Opdracht

- Bespreek met je werkbegeleider welke zorgvrager met een psychiatrische ziekte je gaat benaderen.
- Bestudeer diens verpleegkundig dossier.
- Stel zoveel mogelijk samen met de zorgvrager een concept dagprogramma op.
- Werk dit concept uit gericht op de groei van de zorgvrager. Maak hierbij gebruik van het therapeutisch milieu van de afdeling.
- Instrueer collega's, mantelzorg en vrijwilligers schriftelijk en mondeling op welke wijze zij de zorgvrager kunnen begeleiden en ondersteunen tijdens diens dagprogramma.
- Begeleid en ondersteun de zorgvrager tijdens zijn dagprogramma.
- Besteed aandacht aan de ADL.
- Besteed aandacht aan de BDL.
- Evalueer na vijf dagen het effect van het dagprogramma met de zorgvrager en collega's.
- Pas het dagprogramma aan.

Stappen

1 Voorbereiden

Bereid de opdracht voor. Maak hierbij gebruik van de stappenplankaart en het schema voor vaardigheden.

2 Uitvoeren

Voer de opdracht uit.

3 Evalueren

Bespreek de uitvoering van de opdracht met je begeleider. Je kunt hierbij gebruikmaken van de stappenplankaart en het schema voor vaardigheden.

Evaluatie van de opdracht

Opmerking van de student

___
___
___
___
___

Opmerking van de begeleider

___
___
___
___
___

Criteria

	voldoende	onvoldoende
Je kunt:		
1 een dagprogramma voor een zorgvrager met een psychiatrische ziekte opstellen	....	....
2 overleggen met de zorgvrager met een psychiatrische ziekte over diens verwachtingen en wensen ten aanzien van het dagprogramma	....	....
3 het dagprogramma afstemmen op het verpleegplan van de zorgvrager met een psychiatrische ziekte	....	....
4 samenwerken met collega's, mantelzorg en vrijwilligers	....	....
5 gebruikmaken van het therapeutische milieu van de afdeling	....	....
6 een zorgvrager met een psychiatrische ziekte motiveren tot zelfzorg	....	....
7 een zorgvrager met een psychiatrische ziekte die ondersteuning bieden die voor zijn ontwikkeling nodig is	....	....
8 het dagprogramma evalueren met de zorgvrager met een psychiatrische ziekte en collega's	....	....
9 aan de hand van de evaluatie het dagprogramma optimaliseren om het voor de zorgvrager met een psychiatrische ziekte zo effectief mogelijk te laten zijn	....	....
10 omgaan met de eigen verantwoordelijkheid van de zorgvrager met een psychiatrische ziekte	....	....
11 samenwerken met alle betrokkenen in het hulpverleningsproces.	....	....

Conclusie

voldaan/niet voldaan	datum	paraaf
	....	....

Deelkwalificatie 409: Verplegen van zorgvragers met een psychiatrische ziekte 1

8 Omgaan met fysieke agressie

Eindtermen

409.03.2, 6   204.02.1
                  204.03.3

Leerdoelen

Je kunt in de zorg voor een verstandelijk gehandicapte:
1. beïnvloedingsmethoden toepassen conform het verpleegplan en in overleg met de eindverantwoordelijke
2. middelen en maatregelen hanteren binnen de BOPZ
3. omgaan met fysieke agressie
4. respect tonen voor de zorgvrager met gedragsproblemen ongeacht diens sociale of economische status, opleiding, ras en sekse
5. eigen emoties en gevoelens respecteren.

Inleiding

Een zorgvrager met gedragsproblemen kan door zijn gedrag bedoeld of onbedoeld anderen in de leefgroep en/of hulpverleners zoveel pijn en verdriet doen dat de situatie escaleert. De zorgvrager en/of groepsgenoten kunnen door het gedrag of de ingezette beïnvloedingsmethoden fysiek agressief reageren. In de psychiatrie wordt gebruikgemaakt van separeren. Dit is een ingrijpende gebeurtenis voor de zorgvrager en de anderen. Separeren gebeurt op eigen verzoek en onder dwang. Dit moet zorgvuldig en volgens de wet gebeuren.

Opdracht

Voer deze opdracht uit bij drie verschillende psychiatrische zorgvragers.
- Overleg met je werkbegeleider en de eindverantwoordelijke bij welke zorgvragers jij welke beïnvloedingsmethoden gaat inzetten.
- Draag zorg voor de veiligheid van alle zorgvragers, je collega's en jezelf.
- Bied een zorgvrager zo nodig een time-out aan.
- Separeer, zo nodig, in samenwerking met je collega's conform het hulpverleningsplan de zorgvrager die fysiek agressief is.
- Stel ten behoeve van deze zorgvrager een separeerprogramma op en voer het uit.
- Registreer op juiste wijze je handelwijze en leg verantwoordelijkheid af, zoals gebruikelijk is in de instelling waar je werkt.
- Draag er zorg voor dat de groepsgenoten begeleid worden.
- Evalueer je handelwijze en bespreek je emoties en gevoelens met je collega's.

Stappen

1 Voorbereiden

Bereid de opdracht voor. Maak hierbij gebruik van de stappenplankaart en het schema voor vaardigheden.

2 Uitvoeren

Voer de opdracht uit.

3 Evalueren

Bespreek de uitvoering van de opdracht met je begeleider. Je kunt hierbij gebruikmaken van de stappenplankaart en het schema voor vaardigheden.

Evaluatie van de opdracht

Opmerking van de student

_____
_____
_____
_____
_____
_____
_____
_____
_____
_____
_____
_____
_____
_____

Opmerking van de begeleider

_____
_____
_____
_____
_____
_____
_____
_____
_____
_____
_____
_____
_____
_____

Criteria

	voldoende	onvoldoende
Je kunt in de zorg voor een verstandelijk gehandicapte:		
1 beïnvloedingsmethoden toepassen conform het verpleegplan en in overleg met de eindverantwoordelijke	....	....
2 middelen en maatregelen hanteren binnen de BOPZ	....	....
3 omgaan met fysieke agressie	....	....
4 respect tonen voor de zorgvrager met gedragsproblemen ongeacht diens sociale of economische status, opleiding, ras en sekse	....	....
5 eigen emoties en gevoelens respecteren.	....	....

Conclusie

voldaan/niet voldaan	datum	paraaf
	....	....

Deelkwalificatie 409: Verplegen van zorgvragers met een psychiatrische ziekte 1

9 Begeleiden bij contacten

Eindtermen

409.03.2, 4, 8, 13   204.01.6
                       204.05.3

Leerdoelen

Je kunt:
1 een zorgvrager met een psychiatrische ziekte begeleiden en ondersteunen bij de communicatie, al dan niet gebruikmakend van hulpmiddelen
2 een zorgvrager met een psychiatrische ziekte ondersteunen bij het aangaan, onderhouden en afbouwen van relaties binnen de leefgroep
3 een zorgvrager met een psychiatrische ziekte ondersteunen bij het opkomen voor de eigen belangen binnen de leefgroep
4 een zorgvrager met een psychiatrische ziekte ondersteunen bij het uiten van gevoelens in de leefgroep
5 een zorgvrager met een psychiatrische ziekte met gedragsproblemen conform het verpleegplan begeleiden
   – in gesprek met hem nagaan welke functie zijn gedrag heeft
   – afspraken met hem maken over geaccepteerd gedrag
   – hem alternatieve gedragsvarianten aanreiken om adequaat te kunnen communiceren
   – zorg dragen voor zijn veiligheid en zijn omgeving
   – samen met hem de probleemoplossende strategie oefenen en de effecten van deze aanpak evalueren
   – hem confronteren met de gevolgen van zijn gedrag
6 een zorgvrager met een psychiatrische ziekte een time-out aanbieden
7 een zorgvrager met een psychiatrische ziekte separeren
8 adequaat handelen in conflictsituaties
9 de eigen werkwijze bespreekbaar maken met collega's.

Inleiding

Kenmerkend voor de psychiatrische zorgvrager is dat hij anders waarneemt, anders voelt en anders denkt. Gevolgen hiervan zijn te zien in de wijze waarop hij contact aangaat met anderen en in het verdere gedrag. Vaak gaat hij hierbij over de eigen grenzen en grenzen van anderen. Conflicten en ruzies zijn daarvan vaak het gevolg. Een belangrijke taak als hulpverlener in de psychiatrie is het bewaken van de grenzen en het voorkomen van escalaties ten gevolge van inadequate conflicthantering.

Opdracht

– Bespreek met je werkbegeleider wat jouw normen en waarden zijn met betrekking tot de wijze van contact aangaan.
– Bespreek met collega's wat jouw en hun grenzen zijn in conflictsituaties.
– Bespreek hoe jij en zij hierop reageren.
– Introduceer een nieuwe zorgvrager met een psychiatrische ziekte op de afdeling.
– Bespreek vooraf met hem wat hij en jij gaan zeggen tegen de andere zorgvragers over hem.
– Begeleid een zorgvrager met gedragsproblemen tijdens diens dagprogramma.
– Maak vooraf je verwachtingen met betrekking tot diens gedrag duidelijk aan de zorgvrager.
– Evalueer achteraf met de zorgvrager.
– Spreek af met je collega's dat jij de leiding wil nemen bij een voorkomende conflictsituatie, time-out of separatie. Bespreek je algemene plan van aanpak.
– Handel na een time-out of separatie het protocollair juist af.
– Evalueer je acties met collega's.

Stappen

1 Voorbereiden

Bereid de opdracht voor. Maak hierbij gebruik van de stappenplankaart en het schema voor vaardigheden.

Deelkwalificatie 409: Verplegen van zorgvragers met een psychiatrische ziekte 1

2 Uitvoeren

Voer de opdracht uit.

3 Evalueren

Bespreek de uitvoering van de opdracht met je begeleider. Je kunt hierbij gebruikmaken van de stappenplankaart en het schema voor vaardigheden.

Evaluatie van de opdracht

Opmerking van de student

_____
_____
_____

Opmerking van de begeleider

_____
_____
_____

Criteria

	voldoende	onvoldoende
Je kunt:		
1 een zorgvrager met een psychiatrische ziekte begeleiden en ondersteunen bij de communicatie, al dan niet gebruikmakend van hulpmiddelen	....	....
2 een zorgvrager met een psychiatrische ziekte ondersteunen bij het aangaan, onderhouden en afbouwen van relaties binnen de leefgroep	....	....
3 een zorgvrager met een psychiatrische ziekte ondersteunen bij het opkomen voor de eigen belangen binnen de leefgroep	....	....
4 een zorgvrager met een psychiatrische ziekte ondersteunen bij het uiten van gevoelens in de leefgroep	....	....
5 een zorgvrager met een psychiatrische ziekte met gedragsproblemen conform het verpleegplan begeleiden		
– in gesprek met hem nagaan welke functie zijn gedrag heeft	....	....
– afspraken met hem maken over geaccepteerd gedrag	....	....
– hem alternatieve gedragsvarianten aanreiken om adequaat te kunnen communiceren	....	....
– zorg dragen voor zijn veiligheid en zijn omgeving	....	....
– samen met hem de probleemoplossende strategie oefenen en de effecten van deze aanpak evalueren	....	....
– hem confronteren met de gevolgen van zijn gedrag	....	....
6 een zorgvrager met een psychiatrische ziekte een time-out aanbieden	....	....
7 een zorgvrager met een psychiatrische ziekte separeren	....	....
8 adequaat handelen in conflictsituaties	....	....
9 de eigen werkwijze bespreekbaar maken met collega's.	....	....

Conclusie

voldaan/niet voldaan	datum	paraaf
	....	....

Deelkwalificatie 409: Verplegen van zorgvragers met een psychiatrische ziekte 1

10 Bijeenkomsten organiseren en leiden

Eindtermen

409.03.7	303.02.1, 2, 3, 4	204.01.8
409.05.1, 2, 3	303.03.1, 2, 3	204.02.1
	303.04.1, 2, 3, 4, 5, 6, 7	

Leerdoelen

Je kunt:
1 gezondheidsvoorlichting geven aan psychiatrische zorgvragers
2 primaire, secundaire en tertiaire preventie toepassen
3 bijeenkomsten voor naasten organiseren en begeleiden
4 psychiatrische zorgvragers motiveren
5 informatie geven over de wettelijke kaders van de hulpverlening
6 een (groep) psychiatrische zorgvrager(s) informeren over de te verlenen zorg
7 adequaat communiceren met een (groep) psychiatrische zorgvrager(s).

Inleiding

Als hulpverlener heb je te maken met de individuele en de groep zorgvragers met een psychiatrische ziekte. Bovendien heb je te maken met familie, vrienden en kennissen van de zorgvrager. In eerste instantie zullen zij vaak bij de hulpverlener in de 24-uurszorg komen met vragen. Als instelling kun je het initiatief nemen om bijeenkomsten te organiseren om voorlichting te geven en vragen te beantwoorden. Zo heb je dus bijeenkomsten voor naasten maar ook voor de groep zorgvragers. Aan jou de niet gemakkelijke taak om met deze bijeenkomsten aan de slag te gaan.

Opdracht

- Organiseer onder begeleiding een (of meer) bijeenkomst(en) voor een groep psychiatrische zorgvragers met als doel:
  - uitleg te geven over de rechten en plichten die voortvloeien uit de wet BOPZ
  - de wet BIG kunnen vertalen naar taken en bevoegdheden
  - de WGBO kunnen toepassen en vertalen
  - informatie verstrekken over de taken en werkwijze van de patiëntenvertrouwenspersoon
  - gezondheidsvoorlichting te geven
  - een groep psychiatrische zorgvragers inzicht te geven in het nut van en te motiveren voor een voorgestelde groepstherapie.
- Organiseer en leid, onder begeleiding, een (of meer) bijeenkomst(en) voor naasten met als doel:
  - het geven van psycho-educatie
  - informatie geven over de wettelijke kaders van de hulpverlening Draag zorg voor de veiligheid van de psychiatrische zorgvragers, je collega's en jezelf.
- Observeer en rapporteer je bevindingen en de gevolgen van de bijeenkomsten.

Stappen

1 Voorbereiden

Bereid de opdracht voor. Maak hierbij gebruik van de stappenplankaart en het schema voor vaardigheden.

2 Uitvoeren

Voer de opdracht uit.

3 Evalueren

Bespreek de uitvoering van de opdracht met je begeleider. Je kunt hierbij gebruikmaken van de stappenplankaart en het schema voor vaardigheden.

Evaluatie van de opdracht

Opmerking van de student

_____
_____
_____
_____
_____
_____
_____
_____
_____
_____
_____
_____
_____
_____

Opmerking van de begeleider

_____
_____
_____
_____
_____
_____
_____
_____
_____
_____
_____
_____
_____

Criteria

	voldoende	onvoldoende
Je kunt:		
1 gezondheidsvoorlichting geven aan psychiatrische zorgvragers	....	....
2 primaire, secundaire en tertiaire preventie toepassen	....	....
3 bijeenkomsten voor naasten organiseren en begeleiden	....	....
4 psychiatrische zorgvragers motiveren	....	....
5 informatie geven over de wettelijke kaders van de hulpverlening	....	....
6 een (groep) psychiatrische zorgvrager(s) informeren over de te verlenen zorg	....	....
7 adequaat communiceren met een (groep) psychiatrische zorgvrager(s).	....	....

Conclusie

voldaan/niet voldaan	datum	paraaf
	....	....

Deelkwalificatie 409: Verplegen van zorgvragers met een psychiatrische ziekte 1

11 Coördineren van zorg

Eindtermen

409.06.1	403.03.1, 2, 3	204.01.1, 3
	403.05	204.04.1

Leerdoelen

Je kunt:
1 het verpleegproces coördineren van een zorgvrager met een psychiatrische ziekte
2 een efficiënte werkplanning maken rekening houdend met het verpleegplan van een zorgvrager met een psychiatrische ziekte
3 efficiënt en kostenbewust werken
4 knelpunten in de verpleegkundige zorg signaleren en rapporteren
5 fungeren als aanspreekpunt voor een zorgvrager met een psychiatrische ziekte
6 je eigen mening en wensen bespreken.

Inleiding

Als verpleegkundige heb je in de zorgverlening een spilfunctie. Je bent de vaste factor in het zorgproces van de verstandelijk gehandicapte zorgvrager, waarbij verschillende mensen betrokken zijn. Hiervoor is efficiënt overleg en een goede coördinatie nodig. Als verpleegkundige bewaak je de kwaliteit van communicatie en zorg door de efficiëntie van planning en de effecten van uitvoering in de gaten te houden.

Opdracht

- Maak een werkplanning, houd hierbij rekening met:
  - het verpleegplan
  - prioriteitenstelling
  - het efficiënt en kostenbewust omgaan met materialen en dergelijke.
- Draai enkele diensten als 'oudste', 'eindverantwoordelijke' van de dag. Verricht hiertoe alle voorkomende werkzaamheden.

Stappen

1 Voorbereiden

Bereid de opdracht voor. Maak hierbij gebruik van de stappenplankaart en het schema voor vaardigheden.

2 Uitvoeren

Voer de opdracht uit.

3 Evalueren

Bespreek de uitvoering van de opdracht met je begeleider. Je kunt hierbij gebruikmaken van de stappenplankaart en het schema voor vaardigheden.

Evaluatie van de opdracht

Opmerking van de student

_____
_____
_____
_____
_____
_____
_____
_____
_____
_____
_____
_____
_____
_____

Opmerking van de begeleider

_____
_____
_____
_____
_____
_____
_____
_____
_____
_____
_____
_____
_____

Criteria

	voldoende	onvoldoende
Je kunt:		
1 het verpleegproces coördineren van een zorgvrager met een psychiatrische ziekte	....	....
2 een efficiënte werkplanning maken rekening houdend met het verpleegplan van een zorgvrager met een psychiatrische ziekte	....	....
3 efficiënt en kostenbewust werken	....	....
4 knelpunten in de verpleegkundige zorg signaleren en rapporteren	....	....
5 fungeren als aanspreekpunt voor een zorgvrager met een psychiatrische ziekte	....	....
6 je eigen mening en wensen bespreken.	....	....

Conclusie

voldaan/niet voldaan	datum	paraaf
	....	....

Deelkwalificatie 409: Verplegen van zorgvragers met een psychiatrische ziekte 1

12 Signaleren van knelpunten en oplossen

Eindtermen

409.06.1   403.04.1, 2   204.03.1
                           204.04.1, 5

Leerdoelen

Je kunt:
1 op het gebied van de zorgverlening materiële en immateriële knelpunten signaleren
2 actie ondernemen om de knelpunten op te lossen
3 voor je eigen taken verantwoordelijk zijn
4 ten opzichte van collega's en leidinggevende je eigen mening en wensen kenbaar maken en onderhandelen.

Inleiding

Je zorgverlening aan zorgvragers met een psychiatrische ziekte loopt meestal goed, onder andere omdat aan de voorwaarden van een goede zorgverlening voldaan is: de materialen die je nodig hebt zijn beschikbaar, er zijn voldoende mensen om het werk uit te voeren, de veiligheid en de hygiëne van de werkomgeving is gewaarborgd enzovoort. Op het moment dat er niet aan die voorwaarden voldaan is, ontstaan er knelpunten. Soms is het duidelijk waardoor het knelpunt veroorzaakt wordt, soms is het wat ingewikkelder. Aan jou de taak om knelpunten te signaleren en de juiste mensen hierover te informeren.

Opdracht

- Inventariseer binnen je werksituatie de materiële en immateriële knelpunten.
- Bedenk voor deze knelpunten mogelijke oplossingen.
- Bespreek de knelpunten met de desbetreffende relevante personen (leidinggevende, collega's, zorgvrager).
- Maak een plan van aanpak om de knelpunten op te lossen.

Stappen

1 Voorbereiden

Bereid de opdracht voor. Maak hierbij gebruik van de stappenplankaart en het schema voor vaardigheden.

2 Uitvoeren

Voer de opdracht uit.

3 Evalueren

Bespreek de uitvoering van de opdracht met je begeleider. Je kunt hierbij gebruikmaken van de stappenplankaart en het schema voor vaardigheden.

Evaluatie van de opdracht

Opmerking van de student

Opmerking van de begeleider

Criteria

	voldoende	onvoldoende
Je kunt:		
1 op het gebied van de zorgverlening materiële en immateriële knelpunten signaleren	....	....
2 actie ondernemen om de knelpunten op te lossen	....	....
3 voor je eigen taken verantwoordelijk zijn	....	....
4 ten opzichte van collega's en leidinggevende je eigen mening en wensen kenbaar maken en onderhandelen.	....	....

Conclusie

voldaan/niet voldaan	datum	paraaf
	....	....

Deelkwalificatie 409: Verplegen van zorgvragers met een psychiatrische ziekte 1

13 Groepsactiviteiten organiseren

Eindtermen

409.02.2
409.03.9, 10, 11, 12, 13

204.01.3, 4
204.05.3

Leerdoelen

Je kunt:
1 de behoefte aan verpleegkundige zorg van een groep zorgvragers met een psychiatrische ziekte bepalen
2 zorg dragen voor het leefmilieu van een groep zorgvragers met een psychiatrische ziekte
3 groepsprocessen sturen, ook bij gedragsproblemen
4 een groep zorgvragers met een psychiatrische ziekte begeleiden bij de zelfzorg
5 een groep zorgvragers met een psychiatrische ziekte begeleiden bij activiteiten
6 de eigen werkwijze bespreekbaar maken
7 werkbare afspraken maken en nakomen.

Inleiding

Een opgenomen zorgvrager met een psychiatrische ziekte gaat deel uitmaken van een leefgroep. Zo'n leefgroep heeft een bepaald doel, onder andere samen werken aan ieders problemen. Een therapeutisch doel dus. Maar deel uitmaken van een leefgroep is niet altijd gemakkelijk. Zoveel verschillende mensen bij elkaar maakt het noodzakelijk om een aantal afspraken te maken. Een onderdeel van het leefmilieu is ook de daginvulling van de groep zorgvragers bestaande uit verschillende vormen van activiteiten. Als verpleegkundige zul je een groep zorgvragers met een psychiatrische ziekte moeten helpen bij het vorm en inhoud geven van het leefmilieu van de groep.

Opdracht

– Stel een weekprogramma vast voor een groep zorgvragers met een psychiatrische ziekte. Houd hierbij rekening met ADL- en BDL-activiteiten.
– Begeleid een groep zorgvragers met een psychiatrische ziekte bij hun daginvulling. Heb specifieke aandacht voor:
  • het therapeutische leefmilieu
  • ADL- en BDL-activiteiten
  • de sfeer in de groep
  • zorgvragers met gedragsproblemen.

Stappen

1 Voorbereiden

Bereid de opdracht voor. Maak hierbij gebruik van de stappenplankaart en het schema voor vaardigheden.

2 Uitvoeren

Voer de opdracht uit.

3 Evalueren

Bespreek de uitvoering van de opdracht met je begeleider. Je kunt hierbij gebruikmaken van de stappenplankaart en het schema voor vaardigheden.

Deelkwalificatie 409: Verplegen van zorgvragers met een psychiatrische ziekte 1

Evaluatie van de opdracht

Opmerking van de student

_____
_____
_____
_____
_____
_____
_____
_____
_____
_____
_____
_____
_____

Opmerking van de begeleider

_____
_____
_____
_____
_____
_____
_____
_____
_____
_____
_____
_____
_____
_____

Criteria

	voldoende	onvoldoende
Je kunt:		
1 de behoefte aan verpleegkundige zorg van een groep zorgvragers met een psychiatrische ziekte bepalen	....	....
2 zorg dragen voor het leefmilieu van een groep zorgvragers met een psychiatrische ziekte	....	....
3 groepsprocessen sturen, ook bij gedragsproblemen	....	....
4 een groep zorgvragers met een psychiatrische ziekte begeleiden bij de zelfzorg	....	....
5 een groep zorgvragers met een psychiatrische ziekte begeleiden bij activiteiten	....	....
6 de eigen werkwijze bespreekbaar maken	....	....
7 werkbare afspraken maken en nakomen.	....	....

Conclusie

voldaan/niet voldaan	datum	paraaf
	....	....

Deelkwalificatie 409: Verplegen van zorgvragers met een psychiatrische ziekte 1

14 Groepsprocessen sturen

Eindtermen

409.03.6, 11, 12, 13   204.01.3, 4
204.02.1

Leerdoelen

Je kunt:
1 groepsbijeenkomsten organiseren en leiden
2 groepsactiviteiten organiseren, plannen en op elkaar afstemmen gericht op de ontwikkeling van de zorgvragers
3 een leefgroep begeleiden bij een groepsactiviteit en hun onderlinge interactie
4 maatregelen treffen om negatieve gevolgen van probleemgedrag van een groepslid te voorkomen
5 conflicten hanteren
6 werken binnen de kaders van de wetgeving (BOPZ, WGBO, BIG)
7 werkbare afspraken maken en nakomen
8 respect tonen voor de zorgvrager ongeacht diens sociale of economische status, opleiding, ras en sekse.

Inleiding

In deze opdracht ga je als hulpverlener aan de slag met het begeleiden van groepsbijeenkomsten en activiteiten voor de groep zorgvragers. Onderliggend aan deze opdracht is het groepsdynamisch werken. Een zorgvrager met een psychiatrische ziekte bepaalt niet zelf wie er bij de groep hoort, zoals je wel zelf kunt bepalen of je bij een bepaalde sportclub wil horen. Regels van de leefgroep zijn vaak al vastgesteld. Verwacht wordt dat men deze regels naleeft en ook nog in goede harmonie met groepsgenoten leeft. Geen gemakkelijke opdracht voor deze zorgvrager. Daarom is het zo belangrijk dat je als hulpverlener de groep psychiatrische zorgvragers ondersteunt door middel van het sturen van de groepsprocessen.

Opdracht

– Organiseer en leidt een groepsbijeenkomst van zorgvragers met een psychiatrische ziekte met als doel het gezamenlijk organiseren van een of meer activiteiten. Denk hierbij aan:
  • activiteiten gericht op ontspanning en ontwikkeling
  • het gezamenlijk komen tot een oplossing
  • de leefgroep ondersteunen bij het omgaan met meningsverschillen
  • het opstellen van afspraken en regels voor de activiteit
  • werken binnen de kaders van de wetgeving.
– Begeleidt de groep zorgvragers tijdens de activiteiten.
– Evalueer de activiteit met de groep zorgvragers.

Stappen

1 Voorbereiden

Bereid de opdracht voor. Maak hierbij gebruik van de stappenplankaart en het schema voor vaardigheden.

2 Uitvoeren

Voer de opdracht uit.

3 Evalueren

Bespreek de uitvoering van de opdracht met je begeleider. Je kunt hierbij gebruikmaken van de stappenplankaart en het schema voor vaardigheden.

Deelkwalificatie 409: Verplegen van zorgvragers met een psychiatrische ziekte 1

Evaluatie van de opdracht

Opmerking van de student

___

Opmerking van de begeleider

___

Criteria

Je kunt:	voldoende	onvoldoende
1 groepsbijeenkomsten organiseren en leiden	....	....
2 groepsactiviteiten organiseren, plannen en op elkaar afstemmen gericht op de ontwikkeling van de zorgvragers	....	....
3 een leefgroep begeleiden bij een groepsactiviteit en hun onderlinge interactie	....	....
4 maatregelen treffen om negatieve gevolgen van probleemgedrag van een groepslid te voorkomen	....	....
5 conflicten hanteren	....	....
6 werken binnen de kaders van de wetgeving (BOPZ, WGBO, BIG)	....	....
7 werkbare afspraken maken en nakomen	....	....
8 respect tonen voor de zorgvrager ongeacht diens sociale of economische status, opleiding, ras en sekse.	....	....

Conclusie

voldaan/niet voldaan	datum	paraaf
	....	....

Deelkwalificatie 409: Verplegen van zorgvragers met een psychiatrische ziekte 1

15 Kwaliteitszorg en deskundigheidsbevordering

Eindtermen

409.07

Leerdoel

Je kunt bij het verplegen van zorgvragers met een psychiatrisch ziektebeeld kwaliteitszorg en deskundigheidsbevordering toepassen.

Inleiding

Kwaliteitszorg en deskundigheidsbevordering zijn belangrijke onderdelen van het beroep van verpleegkundige. In een notendop: hoe zorg je voor kwaliteit in de zorgverlening en hoe word en blijf je deskundig op je vakgebied? Over deze thema's zijn zeven opdrachten beschreven bij deelkwalificatie 404. In het kader van de zorg voor zorgvragers met een psychiatrisch ziektebeeld kies je een of meer opdrachten uit die je toepast op deze zorgcategorie. Uiteindelijk is het de bedoeling dat je in de basis- en hoofdfase van je opleiding alle opdrachten van deelkwalificatie 404 hebt uitgevoerd. In de differentiatiefase kun je deze opdrachten opnieuw gebruiken om je in de kwaliteitszorg en deskundigheidsbevordering te verdiepen bij de zorgcategorie van je keuze.

Opdracht

- Kies in overleg met je begeleider een of meer opdrachten uit deelkwalificatie 404, zoals deze in dit boek beschreven staan.
- Pas deze opdracht toe bij het verplegen van zorgvragers met een psychiatrisch ziektebeeld.

Stappen

1 Voorbereiden

Bereid de opdracht voor. Maak hierbij gebruik van de stappenplankaart en het schema voor vaardigheden.

2 Uitvoeren

Voer de opdracht uit.

3 Evalueren

Bespreek de uitvoering van de opdracht met je begeleider. Je kunt hierbij gebruikmaken van de stappenplankaart en het schema voor vaardigheden.

Evaluatie van de opdracht

Opmerking van de student

_____
_____
_____
_____
_____
_____
_____
_____
_____
_____
_____
_____
_____
_____
_____
_____

Opmerking van de begeleider

_____
_____
_____
_____
_____
_____
_____
_____
_____
_____
_____
_____
_____
_____
_____
_____

Criteria

	voldoende	*onvoldoende*
Je kunt bij het verplegen van zorgvragers met een psychiatrisch ziektebeeld kwaliteitszorg en deskundigheidsbevordering toepassen.	....	....

Conclusie

voldaan/niet voldaan	**datum**	**paraaf**
	....	....

Deelkwalificatie 404: Kwaliteitszorg en deskundigheidsbevordering verpleegkundige 1

1 Verbeteren van de kwaliteitszorg op microniveau

2 Omgaan met klachten

3 Bevorderen van het werkklimaat

4 Bevorderen van deskundigheid

5 Bijdragen aan themabijeenkomsten en klinische lessen

6 Werkbegeleiding

7 Ontwikkelingen in het beroep

Deelkwalificatie 404: Kwaliteitszorg en deskundigheidsbevordering verpleegkundige 1

1 Verbeteren van de kwaliteitszorg op microniveau

Eindtermen

404.01.1, 2, 3
404.02.1, 2

Leerdoelen

Je kunt op microniveau:
1 de gewenste veranderingen inventariseren
2 meewerken aan verbeteringen door het gebruik van nieuwe werkwijze en standaardprocedures
3 een bijdrage leveren aan een veranderingsproces
4 deskundigen consulteren
5 kwaliteitsmeetinstrumenten toepassen.

Inleiding

Je hebt vast wel eens een marktkoopman gehoord die zijn groenten aanprijst en luidruchtig de kwaliteit van zijn producten roemt. Het begrip 'kwaliteit' kom je in onze samenleving steeds meer tegen. Ook in de gezondheidszorg verwachten zorgvragers en/of naasten, ook met een hoge werkdruk, een goede kwaliteit van zorg. Door de inzet van jou en je collega's kan kwalitatief goede zorg worden bereikt.

Opdracht

- Signaleer in jouw praktijksituatie drie redenen waarom veranderingen op microniveau gewenst zijn.
- Zoek uit welke standaardprocedures in de organisatie gelden met betrekking tot de kwaliteitsbewaking op microniveau.
- Breng drie verschillende methoden in praktijk om bij zorgvragers te inventariseren welke veranderingen zij wensen.
- Voer bij drie verschillende zorgvragers op een methodische wijze een gewenste verandering in de zorg in, in overleg met de zorgvrager en je leidinggevende. Deze verandering moet een verbetering van de zorg tot gevolg hebben.
- Consulteer deskundigen bij deze verbetering van de zorg op microniveau.
- Pas een kwaliteitsinstrument toe, zoals dat beschikbaar is in je praktijksituatie. Te denken valt aan het bespreken van een protocol, een evaluatie van een zorgplan en het houden van een exitinterview.

Stappen

1 Voorbereiden

Bereid de opdracht voor. Maak hierbij gebruik van de stappenplankaart en het schema voor vaardigheden.

2 Uitvoeren

Voer de opdracht uit.

3 Evalueren

Bespreek de uitvoering van de opdracht met je begeleider. Je kunt hierbij gebruikmaken van de stappenplankaart en het schema voor vaardigheden.

Deelkwalificatie 404: Kwaliteitszorg en deskundigheidsbevordering verpleegkundige 1

Evaluatie van de opdracht

Opmerking van de student

_____
_____
_____
_____
_____
_____
_____
_____
_____
_____
_____
_____
_____
_____
_____
_____

Opmerking van de begeleider

_____
_____
_____
_____
_____
_____
_____
_____
_____
_____
_____
_____
_____
_____

Criteria

	voldoende	*onvoldoende*
Je kunt:		
1 de gewenste veranderingen inventariseren	....	....
2 meewerken aan verbeteringen door het gebruik van nieuwe werkwijzen en standaardprocedures	....	....
3 een bijdrage leveren aan een veranderingsproces	....	....
4 deskundigen consulteren	....	....
5 kwaliteitsmeetinstrumenten toepassen.	....	....

Conclusie

voldaan/niet voldaan	datum	paraaf
	....	....

2 Omgaan met klachten

Eindtermen

404.03.1

Leerdoelen

Je kunt op micro- en mesoniveau klachten van zorgvragers en naasten signaleren en benutten bij de verbetering van de kwaliteitszorg.

Inleiding

Waar mensen samenwerken gaat wel eens wat mis. Zo ook in de zorg. Mensen in een afhankelijke positie dienen niet snel een klacht in. Ze zijn immers afhankelijk van de zorgverleners. Tijdens de dagelijkse zorg maken zorgvragers tussen de bedrijven door je vaak duidelijk als ze ergens ontevreden over zijn. Redenen om te klagen kunnen bijvoorbeeld zijn: te weinig tijd en aandacht en de zorgverlening door veel verschillende hulpverleners. Of je een klacht nu terecht vindt of niet en of die klacht nu aan jou gericht is of aan de organisatie, in beide gevallen kan het tenslotte een gratis advies zijn. Bovendien is het hebben van een klachtenreglement een wettelijke verplichting voor elke organisatie in de gezondheidszorg.

Opdracht

- Zoek uit welke formulieren er in de organisatie gebruikt worden waarop de zorgvrager kan aangeven of hij tevreden is over de zorg.
- Stel je op de hoogte van het klachtenreglement van de organisatie.
- Ga na van wie een zorgvrager informatie ontvangt over een klachtenreglement, een vertrouwenspersoon en een cliënten of bewonersraad.
- Ga de procedure van de volgende klachten van een zorgvrager na. Indien van toepassing breng je de procedure in praktijk:
  - een klacht over jouw werkwijze
  - een klacht over de werkwijze van een collega
  - een klacht over de werkwijze van een collega waarvan de zorgvrager vraagt deze niet door te geven
  - een klacht over de gang van zaken binnen de organisatie.

Stappen

1 Voorbereiden

Bereid de opdracht voor. Maak hierbij gebruik van de stappenplankaart en het schema voor vaardigheden.

2 Uitvoeren

Voer de opdracht uit.

3 Evalueren

Bespreek de uitvoering van de opdracht met je begeleider. Je kunt hierbij gebruikmaken van de stappenplankaart en het schema voor vaardigheden.

Evaluatie van de opdracht

Opmerking van de student

Opmerking van de begeleider

Criteria

	voldoende	onvoldoende
Je kunt op micro- en mesoniveau klachten van zorgvragers en naasten signaleren en benutten bij de verbetering van de kwaliteitszorg.	....	....

Conclusie

voldaan/niet voldaan	datum	paraaf
	....	....

3 Bevorderen van het werkklimaat

Eindtermen

404.04.1, 2
404.09.1, 2, 3, 4

Leerdoelen

Je kunt:
1 materiële en immateriële knelpunten signaleren in het werkklimaat
2 initiatieven nemen om deze knelpunten op te lossen
3 binnen de doelstellingen, visie en regels van de organisatie werken
4 binnen de grenzen van het beroep werken
5 binnen de grenzen van de Arbo-wet werken
6 gebruikmaken van de CAO-rechtspositie.

Inleiding

Waarschijnlijk ben je enthousiast en gemotiveerd begonnen aan je beroepspraktijkvorming. Eindelijk ervaar je waar je het allemaal voor doet. Na verloop van tijd zul je gemerkt hebben dat je motivatie niet alleen bepaald wordt door de inhoud van het beroep. Je motivatie wordt ook beïnvloed door het werkklimaat waarin je participeert: je collega's en de organisatie. Door knelpunten aan te pakken kun je zelf een positieve invloed uitoefenen op je collega's en het werkklimaat.

Opdracht

– Signaleer twee materiële en twee immateriële knelpunten in het werkklimaat in je praktijksituatie.
– Draag bij aan de oplossing van deze knelpunten in overleg met je collega's en je leidinggevende.
  Houd daarbij rekening met:
  • de mogelijkheden (doelstellingen, visie en regels) van de organisatie
  • de genzen van je beroep
  • de eisen van de Arbo-wet
  • de CAO en/of rechtspositie.

Stappen

1 Voorbereiden

Bereid de opdracht voor. Maak hierbij gebruik van de stappenplankaart en het schema voor vaardigheden.

2 Uitvoeren

Voer de opdracht uit.

3 Evalueren

Bespreek de uitvoering van de opdracht met je begeleider. Je kunt hierbij gebruikmaken van de stappenplankaart en het schema voor vaardigheden.

Deelkwalificatie 404: Kwaliteitszorg en deskundigheidsbevordering verpleegkundige 1

Evaluatie van de opdracht

Opmerking van de student

_____
_____
_____
_____
_____
_____
_____
_____
_____
_____
_____
_____
_____
_____

Opmerking van de begeleider

_____
_____
_____
_____
_____
_____
_____
_____
_____
_____
_____
_____
_____

Criteria

	voldoende	*onvoldoende*
Je kunt:		
1 materiële en immateriële knelpunten signaleren in het werkklimaat	....	....
2 initiatieven nemen om deze knelpunten op te lossen	....	....
3 binnen de doelstellingen, visie en regels van de organisatie werken	....	....
4 binnen de grenzen van het beroep werken	....	....
5 binnen de grenzen van de Arbo-wet werken	....	....
6 gebruikmaken van de CAO-rechtspositie.	....	....

Conclusie

voldaan/niet voldaan	datum	paraaf
	....	....

Deelkwalificatie 404: Kwaliteitszorg en deskundigheidsbevordering verpleegkundige 1

4 Bevorderen van deskundigheid

Eindtermen

404.05.4, 5

Leerdoelen

Je kunt je eigen deskundigheid bevorderen door:
1 te participeren in bijeenkomsten voor intercollegiale ondersteuning
2 te reflecteren op je beroepsmatig handelen.

Inleiding

Kiezen voor een beroep in de gezondheidszorg houdt ook in dat je bereid bent met anderen samen te werken. Verplegen is geen eenmansbedrijfje: je hebt je collega's, ook die van andere disciplines, hard nodig. Daarom is het van belang dat je met je opstelling ten opzichte van collega's en anderen bijdraagt aan een open werksfeer. Andersom mag je dit natuurlijk ook van anderen verwachten. Een open en kritisch werkklimaat draagt bij tot het leren van elkaar, de basis voor een kwalitatief goede zorgverlening.

Opdracht

- Ga na wat er in jouw organisatie officieel georganiseerd wordt aan gelegenheden voor intercollegiale ondersteuning.
- Neem actief deel aan een bijeenkomst voor intercollegiale ondersteuning, bijvoorbeeld een begeleidingsgesprek of intervisie.
- Reflecteer op je beroepsmatig handelen op de volgende manier:
  - ga na welke werkzaamheden je de laatste dag hebt uitgevoerd
  - vertel waarom je deze werkzaamheden hebt uitgevoerd, of waarom je ze op die manier hebt uitgevoerd
  - leg uit hoe je visie op de mens, op ziek zijn en verplegen zichtbaar wordt bij het uitvoeren van deze werkzaamheden
  - en als evaluatie: motiveer of je het een volgende keer op dezelfde of een andere manier zou doen.

Stappen

1 Voorbereiden

Bereid de opdracht voor. Maak hierbij gebruik van de stappenplankaart en het schema voor vaardigheden.

2 Uitvoeren

Voer de opdracht uit.

3 Evalueren

Bespreek de uitvoering van de opdracht met je begeleider. Je kunt hierbij gebruikmaken van de stappenplankaart en het schema voor vaardigheden.

Deelkwalificatie 404: Kwaliteitszorg en deskundigheidsbevordering verpleegkundige 1

Evaluatie van de opdracht

Opmerking van de student

_____
_____
_____
_____
_____
_____
_____
_____
_____
_____
_____
_____
_____
_____
_____
_____
_____
_____

Opmerking van de begeleider

_____
_____
_____
_____
_____
_____
_____
_____
_____
_____
_____
_____
_____
_____
_____
_____
_____

Criteria

	voldoende	*onvoldoende*
Je kunt de eigen deskundigheid bevorderen door:		
1 te participeren in bijeenkomsten voor intercollegiale ondersteuning	....	....
2 reflecteren op je beroepsmatig handelen.	....	....

Conclusie

voldaan/niet voldaan	**datum**	**paraaf**
	....	....

5 Bijdragen aan themabijeenkomsten en klinische lessen

Eindtermen

404.05.1, 2, 3
404.06.1

Leerdoelen

Je kunt je deskundigheid bevorderen door vakliteratuur te lezen, bijscholing te volgen, themabijeenkomsten en klinische lessen te volgen en te organiseren.

Inleiding

De zorg ontwikkelt zich voortdurend. Kijk maar eens naar de tv of bezoek websites over je vak, luister naar de radio of lees vaktijdschriften. Benaderingswijzen, behandelwijzen en wetten zijn voorbeelden van vernieuwingen die zich voordoen. Het organiseren van een themabijeenkomst of een klinische les over een bepaald onderwerp is een manier om op de hoogte te komen en te blijven. Soms worden ze door anderen georganiseerd en soms zul jij zelf een aandeel daarin hebben.

Opdracht

- Woon een themabijeenkomst bij.
- Neem deel in de voorbereiding, uitvoering en evaluatie van een themabijeenkomst. Gebruik daarvoor informatie van radio, tv, internet en vaktijdschriften.
- Woon een klinische les bij.
- Neem deel in de voorbereiding, uitvoering en evaluatie van een klinische les met een verpleegkundige (en geen medische) inhoud, waarbij je aandacht hebt voor de beginsituatie van de deelnemers.

Stappen

1 Voorbereiden

Bereid de opdracht voor. Maak hierbij gebruik van de stappenplankaart en het schema voor vaardigheden.

2 Uitvoeren

Voer de opdracht uit.

3 Evalueren

Bespreek de uitvoering van de opdracht met je begeleider. Je kunt hierbij gebruikmaken van de stappenplankaart en schema voor vaardigheden.

Evaluatie van de opdracht

Opmerking van de student

Opmerking van de begeleider

Criteria

	voldoende	onvoldoende
Je kunt je deskundigheid bevorderen door vakliteratuur te lezen, bijscholing te volgen, themabijeenkomsten en klinische lessen te volgen en te organiseren.	....	....

Conclusie

voldaan/niet voldaan	datum	paraaf
	....	....

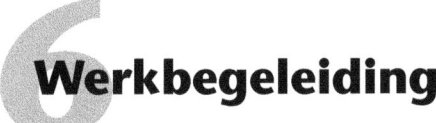

Werkbegeleiding

Eindtermen

404.06.2

Leerdoelen

Je kunt methodische werkbegeleiding geven aan collega's.

Inleiding

Als verpleegkundige in opleiding voer je een aantal werkzaamheden uit. Bij sommige werkzaamheden ontvang je van collega's begeleiding. Ook als je eenmaal je diploma op zak hebt kan het nodig zijn begeleiding te krijgen. Denk maar aan het aanleren van nieuwe vaardigheden of inwerken op een nieuwe afdeling of in een nieuwe organisatie. Behalve werkbegeleiding krijgen zul jij deze ook gaan geven, bijvoorbeeld aan verpleegkundigen en verzorgenden in opleiding of aan nieuwe collega's. Methodische werkbegeleiding is een goed instrument om begeleiding te ontvangen en te geven.

Opdracht

- Bereid je voor op het geven van werkbegeleiding in twee verschillende situaties.
- Geef een nieuwe collega op de afdeling of organisatie begeleiding en evalueer deze begeleiding.
- Geef een jongerejaars leerling werkbegeleiding en evalueer de begeleiding.

Stappen

1 Voorbereiden

Bereid de opdracht voor. Maak hierbij gebruik van de stappenplankaart en het schema voor vaardigheden.

2 Uitvoeren

Voer de opdracht uit.

3 Evalueren

Bespreek de uitvoering van de opdracht met je begeleider. Je kunt hierbij gebruikmaken van de stappenplankaart en schema voor vaardigheden.

Deelkwalificatie 404: Kwaliteitszorg en deskundigheidsbevordering verpleegkundige 1

Evaluatie van de opdracht

Opmerking van de student

_____
_____
_____
_____
_____
_____
_____
_____
_____
_____
_____
_____
_____
_____
_____
_____

Opmerking van de begeleider

_____
_____
_____
_____
_____
_____
_____
_____
_____
_____
_____
_____
_____
_____

Criteria

	voldoende	*onvoldoende*
Je kunt methodische werkbegeleiding geven aan collega's.	....	....

Conclusie

voldaan/niet voldaan	**datum**	**paraaf**
	....	....

7 Ontwikkelingen in het beroep

Eindtermen

404.07.1, 2, 3
404.08.1, 2, 3

Leerdoelen

Je kunt:
1 meewerken aan de ontwikkelingen in het beroep van de verpleegkundige
2 meewerken aan de ontwikkeling van een visie op het beroep van verpleegkundige
3 je mening over de manier van werken binnen de gezondheidszorg weergeven
4 je mening over een ethisch vraagstuk weergeven.

Inleiding

Meedenken over nieuwe ontwikkelingen in het beroep van verpleegkundige doe je niet automatisch. Om gehoord te worden over zaken die met je beroep te maken hebben, moet je zelf actief zijn. Dat kan op verschillende manieren, bijvoorbeeld door je aan te sluiten bij een organisatie, zoals een beroepsvereniging of een vakbond. Deelnemen aan een project op je afdeling of organisatie geeft je de gelegenheid invloed uit te oefenen op het beroep van verpleegkundige op je eigen werkplek. De wijze waarop je dat doet kun je laten zien vanuit welke visie je werkt.

Opdracht

– Neem deel aan een overleg of bijeenkomst in je instelling of afdeling, waarin je kunt bijdragen aan de ontwikkeling van het beroep van verpleegkundige. Denk bijvoorbeeld aan het bespreken van een artikel over de gezondheidszorg, het peilen van meningen, discussiëren over een thema of ethisch vraagstuk. Aandachtspunten hierbij zijn de ontwikkeling van je beroep en jouw visie daarop.
– Draag de resultaten en je visie op verplegen uit naar andere beroepsbeoefenaren.

Stappen

1 Voorbereiden

Bereid de opdracht voor. Maak hierbij gebruik van de stappenplankaart en het schema voor vaardigheden.

2 Uitvoeren

Voer de opdracht uit.

3 Evalueren

Bespreek de uitvoering van de opdracht met je begeleider. Je kunt hierbij gebruikmaken van de stappenplankaart en het schema voor vaardigheden.

Deelkwalificatie 404: Kwaliteitszorg en deskundigheidsbevordering verpleegkundige 1

Evaluatie van de opdracht

Opmerking van de student

Opmerking van de begeleider

Criteria

	voldoende	onvoldoende
Je kunt:		
1 meewerken aan de ontwikkelingen in het beroep van verpleegkundige	....	....
2 meewerken aan de ontwikkeling van een visie op het beroep van verpleegkundige	....	....
3 je mening over de manier van werken binnen de gezondheidszorg weergeven	....	....
4 je mening over een ethisch vraagstuk weergeven.	....	....

Conclusie

voldaan/niet voldaan	datum	paraaf
	....	....

Introductieopdrachten voor de differentiatiefase

A2 Kennismaken met de praktijk

B2 Kennismaken met de praktijk- en werkbegeleiding

C2 Afronding van de differentiatiefase

Opdrachten voor de differentiatiefase

Deelkwalificatie 414: Psychiatrie en verstandelijk gehandicaptenzorg 1

Deelkwalificatie 415: Chronisch zieken 1

Introductieopdrachten voor de differentiatiefase

Kennismaken met de praktijk

Te gebruiken in de differentiatiefase van de opleiding bij elk van de deelkwalificaties 412, 413, 414 en 415

Leerdoelen

Je maakt kennis met:
1 je collega's
2 de zorgvragers met wie je te maken krijgt
3 de kenmerken/typering van de zorgcategorie in de specifieke setting.

Inleiding

Als aankomend verpleegkundige ga je binnen afzienbare tijd je opleiding voltooien. Mede door de ervaringen die je hebt opgedaan in de basis- en hoofdfase van je opleiding heb je nu een bewuste keuze voor een zorgcategorie kunnen maken. Deze differentiatie is voor het grootste deel een verdieping in de praktijk en een verrijking in alle settings waar deze categorie voorkomt. De basis van alle beroepsvaardigheden is gelegd in de eerdere BPV-periodes/stages. Nu krijg je de kans vooral veel ervaring op te doen en te werken aan een verdieping in de zorg aan de zorgcategorie van je keuze.

Opdracht

- Stel jezelf voor aan je collega's waarmee je direct te maken krijgt.
- Vraag wie jou de eerste dagen gaat begeleiden of inwerken.
- Verzamel informatie over de verschillende settings, de kenmerken/typering van de zorgcategorie, de leef-/woonomgeving van de zorgvrager(s) en de zorginstelling of organisatie.
- Bespreek met je begeleider in een oriënterend gesprek onderstaande punten:
  • de ervaring die je al hebt opgedaan met deze zorgcategorie en zorgsetting
  • vragen en onduidelijkheden naar aanleiding van de informatie die je verkregen hebt
  • welke aspecten van de beroepshouding specifieke aandacht vragen in de zorg voor deze zorgcategorie en zorgsetting
  • welke belemmeringen, uitdagingen of mogelijkheden je voor jezelf ziet in de komende praktijkleerperiode/stage als je kijkt naar de zorgcategorie en de zorgsetting
  • welke mogelijkheden er zijn om je kennis en vaardigheden toe te passen in verschillende situaties.
- Maak kennis met de zorgvrager(s).

Stappen

1 Voorbereiden

Bereid de opdracht voor.

2 Uitvoeren

Voer de opdracht uit.

3 Evalueren

Bespreek de opdracht met je begeleider.

Introductieopdrachten voor de differentiatiefase

Evaluatie van de opdracht

Opmerking van de student

_____

Opmerking van de begeleider

_____

Criteria

Je maakt kennis met:
1 je collega's
2 de zorgvragers met wie je te maken krijgt
3 de kenmerken/typering van de zorgcategorie in de specifieke setting.

	voldoende	onvoldoende
Deelkwalificatie 412*	....	....
Deelkwalificatie 413a*	....	....
Deelkwalificatie 413b*	....	....
Deelkwalificatie 414a*	....	....
Deelkwalificatie 414b*	....	....
Deelkwalificatie 415*	....	....

Conclusie

voldaan/niet voldaan	datum	paraaf
	....	....

Introductieopdrachten voor de differentiatiefase

Kennismaken met de praktijk- en werkbegeleiding

Te gebruiken in de differentiatiefase van de opleiding bij elk van de deelkwalificaties 412, 413, 414 en 415

Leerdoelen

1 Je maakt kennis met je werk- en/of praktijkbegeleider.
2 Je kunt aangeven aan welke opdrachten je wilt werken.
3 Je kunt met je begeleider afspraken maken over: je leerproces; de aspecten van de beroepshouding die passen bij de zorgcategorie en de differentiatiefase van je opleiding; de beroepsuitoefening die past bij de zorgcategorie en de differentiatiefase van je opleiding; je persoonlijke leerdoelen.
4 Je kunt in overleg met je begeleider de tussenevaluaties en de eindevaluatie plannen.

Inleiding

Als leerling-verpleegkundige heb je inmiddels ruimschoots ervaring opgedaan met de vele facetten van het beroep van verpleegkundige. Als aankomend beroepsbeoefenaar bereid je je in deze laatste periode voor op die aspecten die horen bij het beroep van verpleegkundige, namelijk een zelfstandige en verantwoorde planning en uitvoering van je werk, activiteiten op het gebied van preventie en GVO, coördinatie en organisatie van zorg, realiseren van randvoorwaarden zoals overleg, afstemming met anderen, kwaliteitszorg, begeleiding van beginnend beroepsbeoefenaars en het geven van werkbegeleiding. Daarbij worden er hoge eisen gesteld aan je beroepshouding. In deze opdracht maak je kennis met je begeleider en bespreek je de wederzijdse verwachtingen over deze laatste BPV-periode/stage.

Opdracht

- Maak kennis met je werk- en/of praktijkbegeleider.
- Voer een introductiegesprek waarin de volgende zaken aan bod komen:
  - wat verwacht je van je begeleider en wat verwacht je begeleider van jou?
  - welke praktijkopdrachten moet je in deze BPV periode/stage afronden en in welke settings?
  - hoe ga je met deze opdrachten aan de slag?
  - op welke manier ga je werken aan de aspecten van de beroepshouding die passen bij de zorgcategorie en de settings die passen bij een aankomend beroepsbeoefenaar in de differentiatiefase van de opleiding?
- Denk hierbij aan:
  - initiatief nemen
  - zelfstandig werken/werken als 'oudste'
  - verantwoordelijkheid nemen
  - eigen grenzen bewaken
  - eigen mening en wensen naar voren brengen
  - omgaan met situaties van ernstig lijden, sterven en rouw
  - samenwerken
  - zorgvuldig handelen in conflictsituaties, ethische vragen en dilemma's.
- Bespreek op welke manier je gaat werken aan de aspecten van de beroepsuitoefening die passen bij een aankomend beroepsbeoefenaar. Denk hierbij aan:
  - een verantwoorde planning en uitvoering van je werk
  - taken op het terrein van preventie, GVO en voorlichting
  - coördinatie en organisatie van zorg
  - aandacht voor randvoorwaarden zoals overleg, afstemming met anderen, kwaliteitszorg, begeleiding van jongerejaars leerlingen en het geven van werkbegeleiding.
- Maak afspraken over de begeleiding en plan de tussenevaluaties en de eindevaluatie.
- Spreek af hoe je in deze BPV-periode/stage gaat werken aan je persoonlijke leerdoelen die je meegenomen hebt uit je vorige BPV-periode/stage.
- Leg de afspraken vast.

Introductieopdrachten voor de differentiatiefase

Stappen

1 Voorbereiden

Bereid de opdracht voor.

2 Uitvoeren

Voer de opdracht uit.

3 Evalueren

Bespreek de opdracht met je begeleider.

Evaluatie van de opdracht

Opmerking van de student

_____
_____
_____
_____
_____
_____
_____

Opmerking van de begeleider

_____
_____
_____
_____
_____
_____
_____

Criteria

1 Je maakt kennis met je werk- en/of praktijkbegeleider.
2 Je kunt aangeven aan welke opdrachten je wilt werken.
3 Je kunt met je begeleider afspraken maken over: je leerproces; de aspecten van de beroepshouding die passen bij de zorgcategorie en de differentiatiefase van je opleiding; de beroepsuitoefening die past bij de zorgcategorie en de differentiatiefase van je opleiding; je persoonlijke leerdoelen.
4 Je kunt in overleg met je begeleider de tussenevaluaties en de eindevaluatie plannen.

	voldoende	*onvoldoende*
Deelkwalificatie 412*	....	....
Deelkwalificatie 413a*	....	....
Deelkwalificatie 413b*	....	....
Deelkwalificatie 414a*	....	....
Deelkwalificatie 414b*	....	....
Deelkwalificatie 415*	....	....

Conclusie

voldaan/niet voldaan	datum	paraaf
	....	....

Introductieopdrachten voor de differentiatiefase

Afronding van de differentiatiefase

Te gebruiken in de differentiatiefase van de opleiding bij elk van de deelkwalificaties 412, 413, 414 en 415

Leerdoelen

Je kunt:
1 voldoen aan de criteria van een verpleegkundige, dat wil zeggen:
   - kennis en vaardigheden toepassen in beroepsspecifieke en beroepsonafhankelijke situaties
   - werken volgens standaardprocedures en combinaties van (standaard)procedures
   - in de individuele zorguitvoering werkprocedures combineren of bedenken
   - verantwoordelijkheid dragen voor de planning, uitvoering en evaluatie van de zorg
   - verantwoordelijkheid dragen voor activiteiten op het terrein van de preventie, GVO en voorlichting
   - verantwoordelijkheid dragen voor de coördinatie en organisatie van zorg
   - zorgen voor randvoorwaarden zoals overleg, afstemming met anderen, kwaliteitszorg, begeleiding van studenten in hun leerproces en het geven van werkbegeleiding
2 een eindevaluatie schrijven
3 met je begeleider de BPV-periode/stage evalueren.

Inleiding

Je bent bijna verpleegkundige! De periode van beroepspraktijkvorming wordt nu afgesloten. Er wordt van je verwacht dat je in staat bent verantwoordelijkheid te dragen voor het zelfstandig plannen en uitvoeren van verpleegkundige interventies, mee te denken met de organisatie waarin je werkt, als collega-verpleegkundige te functioneren en te weten waar je in je beroep als verpleegkundige voor staat. Je hebt inmiddels voldoende vaardigheden ontwikkeld om als beginnend beroepsbeoefenaar aan de slag te gaan. Daarbij moet je voldoen aan de criteria die horen bij het beroep van verpleegkundige. Hoewel je nog een leven lang leren voor je hebt en je in je beroep nooit uitgeleerd raakt, is het nu de laatste keer om terug te kijken naar de BPV-periode/stage.

Opdracht

- Schrijf een eindevaluatie waarin je je ervaringen van de BPV-periode/stage beschrijft. Verwerk in het verslag de volgende punten:
  - met welke belemmeringen, uitdagingen en mogelijkheden heb je te maken gehad?
  - in hoeverre voldoe je aan de criteria die passen bij een verpleegkundige: hoe heb je eraan gewerkt?
  - je persoonlijke leerdoelen: wat heb je ermee gedaan en wat heeft het je opgeleverd?
  - hoe heb je aan de opdrachten gewerkt?
  - van welke mensen heb je veel geleerd? Geef een motivatie of toelichting
  - welke aandachtspunten neem je mee naar je eerste werkkring als verpleegkundige?
  - hoe heb je de begeleiding ervaren?
- Evalueer met je begeleider aan de hand van het eindevaluatieverslag.

Stappen

1 Voorbereiden

Bereid de opdracht voor.

2 Uitvoeren

Voer de opdracht uit.

3 Evalueren

Bespreek de opdracht met je begeleider.

Introductieopdrachten voor de differentiatiefase

Evaluatie van de opdracht

Opmerking van de student

___

Opmerking van de begeleider

___

Criteria

Je kunt:
1 voldoen aan de criteria van een verpleegkundige, dat wil zeggen:
   - kennis en vaardigheden toepassen in beroepsspecifieke en beroepsonafhankelijke situaties
   - werken volgens standaardprocedures en combinaties van (standaard)procedures
   - in de individuele zorguitvoering werkprocedures combineren of bedenken
   - verantwoordelijkheid dragen voor de planning, uitvoering en evaluatie van de zorg
   - verantwoordelijkheid dragen voor activiteiten op het terrein van de preventie, GVO en voorlichting
   - verantwoordelijkheid dragen voor de coördinatie en organisatie van zorg
   - zorgen voor randvoorwaarden zoals overleg, afstemming met anderen, kwaliteitszorg, begeleiding van studenten in hun leerproces en het geven van werkbegeleiding
2 een eindevaluatie schrijven
3 met je begeleider de BPV-periode/stage evalueren.

	voldoende	onvoldoende
Deelkwalificatie 412*	....	....
Deelkwalificatie 413a*	....	....
Deelkwalificatie 413b*	....	....
Deelkwalificatie 414a*	....	....
Deelkwalificatie 414b*	....	....
Deelkwalificatie 415*	....	....

Conclusie

voldaan/niet voldaan	datum	paraaf
	....	....

Deelkwalificatie 414: Psychiatrie en verstandelijk gehandicaptenzorg 1

In overleg met je begeleider kun je kiezen uit:
- de totaalopdracht die de hele deelkwalificatie beslaat
- de tien opdrachten per koepeleindterm.

Totaalopdracht psychiatrie

Opdrachten

1 Opstellen van een verpleegplan

2 Verpleegkundige zorg verlenen

3 Preventie en GVO

4 Coördineren van zorg

5 Kwaliteitszorg

Totaalopdracht verstandelijk gehandicaptenzorg

Opdrachten

6 Opstellen van een verpleegplan

7 Verlenen van verpleegkundige zorg

8 Preventie en GVO

9 Coördineren van zorg

10 Kwaliteitszorg en deskundigheid

Totaalopdracht psychiatrie

In de hoofdfase van de opleiding heb je de deelkwalificaties in onderdelen geoefend. In deze eindfase van de opleiding moet je laten zien dat je zelfstandig met de juiste beroepshouding kan werken als verpleegkundige. Onderstaande opdracht is zo geformuleerd dat je de opdracht in totaliteit gedurende een bepaalde periode kan uitvoeren. Je kunt afhankelijk van je leerproces en de mogelijkheden die de praktijk biedt, de opdracht in delen of in z'n geheel uitvoeren en laten aftekenen. In de eindfase van de opleiding reflecteer je op het eigen handelen en vraag je zelf om begeleiding bij het uitvoeren van verpleegkundige zorg in de psychiatrie.

Eindtermen

414.01	204.01
414.02	204.02
414.03	204.03
414.04	204.04
414.05	204.05
414.06	204.06

Leerdoelen

Je kunt:
1. de zorg inschatten, plannen, coördineren en uitvoeren
2. participeren in de voorkomende vormen van overleg
3. vanuit een juiste beroepshouding samenwerken met zorgvragers, diens naasten, collega's en andere disciplines
4. preventie en GVO aanpassen
5. meewerken aan kwaliteitszorg en deskundigheidsbevordering.

Inleiding

In de psychiatrie heb je te maken met zeer uiteenlopende ziektebeelden. Als verpleegkundige heb je hier kennis van, ben je op de hoogte van behandelwijzen en therapieën en weet je welke sociale en juridische regelingen er zijn. Met deze kennis, dit inzicht, je ervaringen en de juiste beroepshouding kun je als verpleegkundige zorg aan zorgvragers met een psychiatrische ziekte in al haar facetten adequaat inschatten, plannen, coördineren, uitvoeren en evalueren.

Opdracht

- Plan, coördineer en voer de zorg uit aan zes zorgvragers.
- Maak afspraken met je begeleider om te reflecteren op je functioneren.
- Stel een verpleegplan op, evalueer en stel deze zo nodig bij.
- Voer de zorg uit.
- Geef voorlichting en advies.
- Coördineer de zorg.
- Neem deel aan de verschillende overlegsituaties en scholingsbijeenkomsten die zich voordoen rond zorgvragers die psychiatrie en verstandelijk gehandicaptenzorg 1 behoeven in deze periode. Lever een bijdrage aan de kwaliteitszorg. Hiervoor kies je een opdracht uit de betreffende deelkwalificatie 404.
- Aan de hand van de beoordelingscriteria houd je zelf in de gaten wat je leermomenten zijn.

Stappen

1 Voorbereiden

Bereid de opdracht voor. Maak hierbij gebruik van de stappenplankaart en het schema voor vaardigheden.

2 Uitvoeren

Voer de opdracht uit.

3 Evalueren

Bespreek de uitvoering van de opdracht met je begeleider. Je kunt hierbij gebruikmaken van de stappenplankaart en het schema voor vaardigheden.

Evaluatie van de opdracht

Opmerking van de student

_____
_____
_____
_____
_____
_____
_____
_____
_____
_____
_____

Opmerking van de begeleider

_____
_____
_____
_____
_____
_____
_____
_____
_____
_____

Criteria

	voldoende	onvoldoende
Je kunt:		
1 de zorg inschatten, plannen, coördineren en uitvoeren	....	....
2 participeren in de voorkomende vormen van overleg	....	....
3 vanuit een juiste beroepshouding samenwerken met zorgvragers, diens naasten, collega's en ander disciplines	....	....
4 preventie en GVO aanpassen	....	....
5 meewerken aan kwaliteitszorg en deskundigheidsbevordering.	....	....

Conclusie

voldaan/niet voldaan	datum	paraaf
	....	....

Deelkwalificatie 414: Psychiatrie en verstandelijk gehandicaptenzorg 1

1 Opstellen van een verpleegplan

Eindtermen

414.01   204.01
204.02

Leerdoelen

Je kunt:
1 de zorgvrager met een psychiatrische ziekte en diens naasten bij opname informeren over de specifieke kenmerken van de werkplek
2 de zorgbehoefte inschatten van een zorgvrager met een psychiatrische ziekte
3 een verpleegplan maken voor en samen met een zorgvrager met een psychiatrische ziekte
4 voorlichting geven over het ziektebeeld
5 de zorgvrager met een psychiatrische ziekte en diens naasten informeren over de voorgestelde behandelwijzen en therapieën
6 respect tonen voor de zorgvrager ongeacht diens sociale of economische status, opleiding, ras en sekse.

Inleiding

Maatschappelijke ontwikkelingen, onderzoek en politieke beslissingen hebben ook hun invloed op de psychiatrische hulpverlening. Veranderingen in de zienswijze over medicamenteuze therapie of groepsgericht behandelen, grotere differentiatie door onderzoek in ziektebeelden zijn hier voorbeelden van. Ontwikkelingen bepalen de visie en werkwijze op je werkplek. Aan jou de opdracht zicht te krijgen op deze ontwikkelingen en de vertaalslag naar de zorgvrager met een psychiatrische ziekte te maken.

Opdracht

- Bespreek met je werkbegeleider en collega's vanuit welke visie er op je werkplek gewerkt wordt.
- Verzorg de opname van een psychiatrische zorgvrager.
- Informeer tijdens een opname de nieuwe psychiatrische zorgvrager en diens naasten/wettelijk vertegenwoordigers over de specifieke kenmerken van de afdeling.
- Stel samen met de zorgvrager en diens naasten/wettelijk vertegenwoordigers de zorgbehoefte vast.
- Stel samen een verpleegplan op.
- Geef voorlichting over het ziektebeeld.
- Geef voorlichting en informatie over behandelwijze en therapieën aan de zorgvrager, diens naasten/wettelijk vertegenwoordigers.

Stappen

1 Voorbereiden

Bereid de opdracht voor. Maak hierbij gebruik van de stappenplankaart en het schema voor vaardigheden.

2 Uitvoeren

Voer de opdracht uit.

3 Evalueren

Bespreek de uitvoering van de opdracht met je begeleider. Je kunt hierbij gebruikmaken van de stappenplankaart en het schema voor vaardigheden.

Deelkwalificatie 414: Psychiatrie en verstandelijk gehandicaptenzorg 1

Evaluatie van de opdracht

Opmerking van de student

___

Opmerking van de begeleider

___

Criteria

	voldoende	onvoldoende
Je kunt:		
1 de zorgvrager met een psychiatrische ziekte en diens naasten bij opname informeren over de specifieke kenmerken van de werkplek	....	....
2 de zorgbehoefte inschatten van een zorgvrager met een psychiatrische ziekte	....	....
3 een verpleegplan maken voor en samen met een zorgvrager met een psychiatrische ziekte	....	....
4 voorlichting geven over het ziektebeeld	....	....
5 de zorgvrager met een psychiatrische ziekte en diens naasten informeren over de voorgestelde behandelwijzen en therapieën	....	....
6 respect tonen voor de zorgvrager ongeacht diens sociale of economische status, opleiding, ras en sekse.	....	....

Conclusie

voldaan/niet voldaan	datum	paraaf
	....	....

Deelkwalificatie 414: Psychiatrie en verstandelijk gehandicaptenzorg 1

2 Verpleegkundige zorg verlenen

Eindtermen

414.03   204.01
204.06

Leerdoelen

Je kunt:
1 verpleegkundige zorg verlenen aan een zorgvrager met een psychiatrische ziekte en tijdens deze zorg heb je specifieke aandacht voor:
   - zingeving
   - ethische vraagstukken
   - assisteren bij behandeling en therapieën
2 feedback, waardering en kritiek hanteren van een zorgvrager met een psychiatrische ziekte
3 omgaan met situaties van ernstig lijden, sterven en rouw.

Inleiding

Een griep is een ziekte van tijdelijke aard en als zodanig heel normaal. Een zorgvrager met een psychiatrische ziekte weet niet of het iets van tijdelijke aard is en door de omgeving wordt het vaak niet als normaal gezien. Je kunt je voorstellen dat een zorgvrager met een psychiatrische ziekte alleen al hierdoor lijdt en in een rouwproces zit, dat dit lijden en rouwen ook specifiek gedrag met zich meebrengt en dat deze zorgvrager de zin van behandeling, therapieën en leven ter discussie stelt. Aan jou de opdracht om deze diepergaande verpleegkundige zorg aan deze zorgvrager te verlenen.

Opdracht

- Ga in gesprek met de pastoraal werker van jouw instelling. Bespreek de zingeving en ethiek van de psychiatrisch verpleegkundige zorg.
- Bediscussieer thema's rondom zingeving en ethiek met je werkbegeleider en collega's.
- Observeer zorgvragers met een psychiatrische ziekte. Probeer duidelijk te krijgen in hoeverre het gedrag van de zorgvrager te maken heeft met lijden en rouw.
- Bespreek je observatiegegevens met de zorgvrager, ondersteun hem in zijn lijden en rouw.
- Ga na wat het standpunt is van de instelling waarbinnen je werkt over actieve euthanasie.
- Informeer een zorgvrager over de zin van de behandeling en therapieën.
- Begeleidt en assisteer tijdens de behandeling en therapie van een zorgvrager.
- Verpleeg gedurende een week vier verschillende psychiatrische zorgvragers.

Stappen

1 Voorbereiden

Bereid de opdracht voor. Maak hierbij gebruik van de stappenplankaart en het schema voor vaardigheden.

2 Uitvoeren

Voer de opdracht uit.

3 Evalueren

Bespreek de uitvoering van de opdracht met je begeleider. Je kunt hierbij gebruikmaken van de stappenplankaart en het schema voor vaardigheden.

Deelkwalificatie 414: Psychiatrie en verstandelijk gehandicaptenzorg 1

Evaluatie van de opdracht

Opmerking van de student

_____
_____
_____
_____
_____
_____
_____
_____
_____
_____
_____
_____
_____
_____
_____

Opmerking van de begeleider

_____
_____
_____
_____
_____
_____
_____
_____
_____
_____
_____
_____
_____
_____

Criteria

	voldoende	onvoldoende
Je kunt:		
1 verpleegkundige zorg verlenen aan een zorgvrager met een psychiatrische ziekte en tijdens deze zorg heb je specifieke aandacht voor:		
– zingeving	....	....
– ethische vraagstukken	....	....
– assisteren bij behandeling en therapieën	....	....
2 feedback, waardering en kritiek hanteren van een zorgvrager met een psychiatrische ziekte	....	....
3 omgaan met situaties van ernstig lijden, sterven en rouw.	....	....

Conclusie

voldaan/niet voldaan	datum	paraaf
	....	....

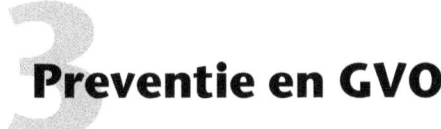
Preventie en GVO

Eindtermen

414.04   204.03
               204.05

Leerdoelen

Je kunt:
1. een zorgvrager met een psychiatrische ziekte informeren over sociale en juridische regelingen
2. een zorgvrager met een psychiatrische ziekte informeren over technieken en behandelwijzen
3. bij een zorgvrager met een psychiatrische ziekte risicogedrag herkennen en signaleren
4. functioneel handelen integreren in je verantwoordelijkheid voor je eigen taken
5. je collegiaal opstellen en samenwerken met collega's, mantelzorg en vrijwilligers.

Inleiding

Het gedrag van een zorgvrager met een psychiatrische ziekte is door zijn ziek zijn vaak risicovol. Bijvoorbeeld een slechte voedingstoestand ten gevolge van een endogene depressie, uitputting van het lichaam wanneer de zorgvrager manisch is, automutilatie of simpelweg veelvuldig roken. Wanneer een zorgvrager een gevaar voor zichzelf of zijn omgeving is zal hij gedwongen opgenomen kunnen worden en in zijn vrijheden beperkt. Dit kan voor hem ook veel gevolgen hebben op sociaal en juridisch gebied. Aan jou de taak om risicogedrag te herkennen en de zorgvrager met een psychiatrische ziekte goed en volledig te informeren.

Opdracht

- Observeer vier verschillende zorgvragers met een psychiatrische ziekte. Let specifiek op risicogedrag.
- Kijk het zorgplan na op doelen en acties gericht op het risicogedrag.
- Bespreek het zorgplan en jouw observaties met je werkbegeleider.
- Ga in gesprek met de juridisch medewerker van je instelling. Bespreek sociale en juridische regelingen geldend voor de zorgvrager met een psychiatrische ziekte.
- Ga na welke informatie met betrekking tot sociale en juridische regelingen er op je werkplek is voor de zorgvrager.
- Informeer de zorgvrager over zijn sociale en juridische regelingen.
- Bespreek met de behandelaar welke technieken en behandelwijze worden toegepast en waarom.
- Informeer de zorgvrager over de technieken en behandelwijze.
- Uitdaging: stel een brochure samen waarin je uitleg geeft welke sociale en juridische regelingen er zijn voor zorgvragers met een psychiatrische ziekte, diens naasten en/of wettelijk vertegenwoordigers.

Stappen

1 Voorbereiden

Bereid de opdracht voor. Maak hierbij gebruik van de stappenplankaart en het schema voor vaardigheden.

2 Uitvoeren

Voer de opdracht uit.

3 Evalueren

Bespreek de uitvoering van de opdracht met je begeleider. Je kunt hierbij gebruikmaken van de stappenplankaart en het schema voor vaardigheden.

Evaluatie van de opdracht

Opmerking van de student

_____
_____
_____
_____
_____
_____
_____
_____
_____
_____
_____
_____
_____
_____

Opmerking van de begeleider

_____
_____
_____
_____
_____
_____
_____
_____
_____
_____
_____
_____
_____
_____

Criteria

Je kunt:	voldoende	onvoldoende
1 een zorgvrager met een psychiatrische ziekte informeren over sociale en juridische regelingen	....	....
2 een zorgvrager met een psychiatrische ziekte informeren over technieken en behandelwijzen	....	....
3 bij een zorgvrager met een psychiatrische ziekte risicogedrag herkennen en signaleren	....	....
4 functioneel handelen integreren in je verantwoordelijkheid voor je eigen taken	....	....
5 je collegiaal opstellen en samenwerken met collega's, mantelzorg en vrijwilligers.	....	....

Conclusie

voldaan/niet voldaan	datum	paraaf
	....	....

4 Coördineren van zorg

Eindtermen

414.05   204.03
            204.05

Leerdoelen

Je kunt:
1 een vergadering van een multidisciplinair team voorbereiden
2 een multidisciplinair team leiden
3 de autonomie van de zorgvrager en diens naasten waarborgen
4 functioneel handelen integreren in de verantwoordelijkheid voor je eigen handelen
5 je collegiaal opstellen en samenwerken met collega's, mantelzorg en vrijwilligers.

Inleiding

In de meeste settings met psychiatrische zorg wordt gewerkt met multidisciplinaire teams, waarvan je als hulpverlener deel uitmaakt. Het overleg is gericht op evalueren en bijstellen van behandeling en bejegening van de zorgvrager. Uiteraard is de zorgvrager, indien zijn situatie dit toelaat, aanwezig bij dit overleg, eventueel ondersteund door zijn naasten. Door middel van het multidisciplinaire overleg coördineer je de zorg rondom een zorgvrager en draag je zorg voor continuïteit en kwaliteit van zorg.

Opdracht

- Coördineer de totale zorg voor drie psychiatrische zorgvragers.
- Organiseer binnen de richtlijnen van je werkplek een multidisciplinair overleg voor een zorgvrager. Houd hierbij rekening met de wettelijke termijnen van behandelplanbesprekingen.
- Bespreek met de zorgvrager en eventueel diens naasten het overleg voor.
- Leidt het overleg.
- Ondersteun de zorgvrager en diens naasten tijdens het overleg zodanig dat hun autonomie gewaarborgd is.
- Bespreek de uitkomsten van het overleg met de zorgvrager en eventueel diens naasten.

Stappen

1 Voorbereiden

Bereid de opdracht voor. Maak hierbij gebruik van de stappenplankaart en het schema voor vaardigheden.

2 Uitvoeren

Voer de opdracht uit.

3 Evalueren

Bespreek de uitvoering van de opdracht met je begeleider. Je kunt hierbij gebruikmaken van de stappenplankaart en het schema voor vaardigheden.

Deelkwalificatie 414: Psychiatrie en verstandelijk gehandicaptenzorg 1

Evaluatie van de opdracht

Opmerking van de student

Opmerking van de begeleider

Criteria

	voldoende	onvoldoende
Je kunt:		
1 een vergadering van een multidisciplinair team voorbereiden	....	....
2 een multidisciplinair team leiden	....	....
3 de autonomie van de zorgvrager en diens naasten waarborgen	....	....
4 functioneel handelen integreren in de verantwoordelijkheid voor je eigen handelen	....	....
5 je collegiaal opstellen en samenwerken met collega's, mantelzorg en vrijwilligers.	....	....

Conclusie

voldaan/niet voldaan	datum	paraaf
	....	....

Deelkwalificatie 414: Psychiatrie en verstandelijk gehandicaptenzorg 1

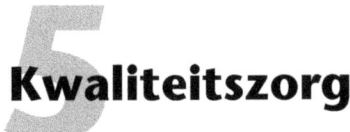
Kwaliteitszorg

Eindtermen

414.06   204.03
            204.05

Leerdoelen

Je kunt:
1 in de psychiatrie de kwaliteitszorg en deskundigheid bevorderen
2 in het 'functioneel handelen' je verantwoordelijkheden integreren
3 je eigen werkwijze en beroepshouding bespreekbaar maken.

Inleiding

In de psychiatrie werk je dagelijks aan de kwaliteit van zorg. Je eigen deskundigheid en die van je collega's zijn daar onlosmakelijk mee verbonden. Met de opdrachten uit deelkwalificatie 404 heb je al eerder gewerkt aan deze leerdoelen rondom kwaliteitszorg en deskundigheidsbevordering. Nu je je verdiept in de psychiatrie en verstandelijk gehandicaptenzorg 1 kies je opnieuw een of meer opdrachten uit die je toepast op de zorgcategorie van je keuze.

Opdracht

– Stel aan je begeleider een of meer opdracht(en) voor uit deelkwalificatie 404, zoals deze in dit boek beschreven staat. Pas deze opdracht toe in de psychiatrie.

Stappen

1 Voorbereiden

Bereid de opdracht voor. Maak hierbij gebruik van de stappenplankaart en het schema voor vaardigheden.

2 Uitvoeren

Voer de opdracht uit.

3 Evalueren

Bespreek de uitvoering van de opdracht met je begeleider. Je kunt hierbij gebruikmaken van de stappenplankaart en het schema voor vaardigheden.

Evaluatie van de opdracht

Opmerking van de student

___

Opmerking van de begeleider

___

Criteria

	voldoende	onvoldoende
Je kunt in de psychiatrie de kwaliteitszorg en deskundigheid bevorderen.	....	....

Conclusie

voldaan/niet voldaan	datum	paraaf
	....	....

Totaalopdracht verstandelijk gehandicaptenzorg

In de hoofdfase van de opleiding heb je de deelkwalificaties in onderdelen geoefend. In deze eindfase van de opleiding moet je laten zien dat je zelfstandig met de juiste beroepshouding kan werken als verpleegkundige. Onderstaande opdracht is zo geformuleerd dat je de opdracht in totaliteit gedurende een bepaalde periode kan uitvoeren. Je kunt afhankelijk van je leerproces en de mogelijkheden die de praktijk biedt, de opdracht in delen of in z'n geheel uitvoeren en laten aftekenen. In de eindfase van de opleiding reflecteer je op het eigen handelen en vraag je zelf om begeleiding bij het uitvoeren van de complete zorg aan de verstandelijk gehandicapte.

Eindtermen

414.01	204.01
414.02	204.02
414.03	204.03
414.04	204.04
414.05	204.05
414.06	204.06

Leerdoelen

Je kunt:
1 de zorg inschatten, plannen, coördineren en uitvoeren
2 participeren in de voorkomende vormen van overleg
3 vanuit een juiste beroepshouding samenwerken met zorgvrager, diens naasten, collega's en andere disciplines
4 preventie en GVO toepassen
5 meewerken aan kwaliteitszorg en deskundigheidsbevordering.

Inleiding

In de verstandelijk gehandicaptenzorg heb je te maken met uiteenlopende ziektebeelden, behandelwijzen en therapieën. Als verpleegkundige ken je de relevante ziektebeelden, behandelwijzen en therapieën. En je bent op de hoogte van politieke, maatschappelijke en juridische ontwikkelingen met betrekking tot verstandelijk gehandicaptenzorg. Met deze kennis, dit inzicht, je ervaringen en de juiste beroepshouding kun je als verpleegkundige de klinische zorg aan zorgvragers inschatten, plannen, coördineren, uitvoeren en evalueren.

Opdracht

- Plan, coördineer en voer de zorg uit aan zes zorgvragers.
- Maak afspraken met je begeleider om te reflecteren op je functioneren.
- Stel een zorgplan op, evalueer en stel deze zo nodig bij.
- Voer de zorg uit.
- Geef voorlichting en advies.
- Coördineer de zorg.
- Neem deel aan de verschillende overlegsituaties en scholingsbijeenkomsten die zich voordoen rond verstandelijk gehandicapten in deze periode. Lever een bijdrage aan de kwaliteitszorg. Hiervoor kies je een opdracht uit de betreffende deelkwalificatie 404.
- Aan de hand van de beoordelingscriteria houd je zelf in de gaten wat je leermomenten zijn.

Stappen

1 Voorbereiden

Bereid de opdracht voor. Maak hierbij gebruik van de stappenplankaart en het schema voor vaardigheden.

2 Uitvoeren

Voer de opdracht uit.

3 Evalueren

Bespreek de uitvoering van de opdracht met je begeleider. Je kunt hierbij gebruikmaken van de stappenplankaart en het schema voor vaardigheden.

Evaluatie van de opdracht

Opmerking van de student

_____
_____
_____
_____
_____
_____
_____
_____
_____
_____
_____

Opmerking van de begeleider

_____
_____
_____
_____
_____
_____
_____
_____
_____
_____
_____

Criteria

Je kunt:	voldoende	onvoldoende
1 de zorg inschatten, plannen, coördineren en uitvoeren	....	....
2 participeren in de voorkomende vormen van overleg	....	....
3 vanuit een juiste beroepshouding samenwerken met zorgvragers, diens naasten, collega's en ander disciplines	....	....
4 preventie en GVO toepassen	....	....
5 meewerken aan kwaliteitszorg en deskundigheidsbevordering.	....	....

Conclusie

voldaan/niet voldaan	datum	paraaf
	....	....

Deelkwalificatie 414: Psychiatrie en verstandelijk gehandicaptenzorg 1

6 Opstellen van een verpleegplan

Eindtermen

414.01 204.01
        204.02

Leerdoelen

Je kunt in de zorg voor een verstandelijk gehandicapte zorgvrager:
1. in overleg met je werkbegeleider een verpleegplan maken
2. inzicht hebben in de ziektebeelden en deze integreren in de dagelijkse zorg
3. de omgangsafspraken hanteren en bespreken
4. respect tonen
5. de afhankelijkheid, autonomie en eigen verantwoordelijkheid hanteren.

Inleiding

Tijdens je werk met de verstandelijk gehandicapte zorgvragers in de beroepsspecifieke deelkwalificatie 408 heb je gemerkt dat elke zorgvrager anders en heel specifiek is. Dat maakt het werken met hen boeiend. Om als toekomstig gediplomeerd verpleegkundige je werk deskundig en kritisch te kunnen doen is extra verdieping noodzakelijk. Het accent ligt hier meer op ervaringsverdieping en minder op kennisverdieping.

Opdracht

- Maak afspraken met je werkbegeleider over het te maken of te bespreken verpleegplan.
- Bespreek de bijzondere aanpak van zorgvragers waarmee je werkt en evalueer je manier van benaderen.
- Volg de landelijke en organisatieontwikkelingen en maak een vergelijking met de huidige invulling van de zorg die jij uitvoert.
- Bespreek met je werkbegeleider voor welke verstandelijk gehandicapte zorgvragers je de zorgbehoefte gaat inschatten.
- Maak een verpleegplan voor twee zorgvragers.
- Bespreek met de zorgvrager en zijn naaste/vertegenwoordiger het verpleegplan.
- Pas zo nodig het verpleegplan aan.

Stappen

1 Voorbereiden

Bereid de opdracht voor. Maak hierbij gebruik van de stappenplankaart en het schema voor vaardigheden.

2 Uitvoeren

Voer de opdracht uit.

3 Evalueren

Bespreek de uitvoering van de opdracht met je begeleider. Je kunt hierbij gebruikmaken van de stappenplankaart en het schema voor vaardigheden.

Deelkwalificatie 414: Psychiatrie en verstandelijk gehandicaptenzorg 1

Evaluatie van de opdracht

Opmerking van de student

Opmerking van de begeleider

Criteria

	voldoende	onvoldoende
Je kunt in de zorg voor een verstandelijk gehandicapte zorgvrager:		
1 in overleg met je werkbegeleider een verpleegplan maken	....	....
2 inzicht hebben in de ziektebeelden en deze integreren in de dagelijkse zorg	....	....
3 de omgangsafspraken hanteren en bespreken	....	....
4 respect tonen	....	....
5 de afhankelijkheid, autonomie en eigen verantwoordelijkheid hanteren.	....	....

Conclusie

voldaan/niet voldaan	datum	paraaf
	....	....

Deelkwalificatie 414: Psychiatrie en verstandelijk gehandicaptenzorg 1

7 Verlenen van verpleegkundige zorg

Eindtermen

414.03   204.01

Leerdoelen

Je kunt:
1 de juiste zorg verlenen aan een verstandelijk gehandicapte zorgvrager, waarbij een zingevingsvraagstuk, een ethische vraag of dilemma relevant is
2 deze keuze motiveren aan de werkbegeleider
3 informatie verzamelen over het gekozen onderwerp en de juiste interventies kiezen om met het vraagstuk/dilemma om te gaan
4 respect tonen voor de zorgvrager ongeacht de sociale of economische status, ras en sekse:
   - de wensen en gewoonten, de leeftijd, waarden en normen
   - levensbeschouwelijke en culturele achtergrond
   - de privacy en de grenzen van een zorgvrager
   - de emoties en de gevoelens van de zorgvrager hanteren.

Inleiding

In je werk zijn er regelmatig situaties waarin je je afvraagt hoe je nu eigenlijk moet handelen, bijvoorbeeld wanneer een verstandelijk gehandicapte zorgvrager niet wil eten en drinken of zich niet houdt aan het voorgeschreven dieet. Of wat te doen met een wilsbekwame zorgvrager die graag wil samenwonen met vriend(in), maar de familie keurt dit niet goed. Dan kan het moeilijk zijn om, redenerend vanuit eigen waarden en normen, een standpunt in te nemen en een weloverwogen advies over zorg te moeten geven.

Opdracht

- Maak een keuze ten aanzien van een zinsgevingsvraagstuk, een ethische vraag of dilemma met relevantie bij een zorgvrager waarmee je werkt.
- Kies de haalbare interventies om met het vraagstuk/dilemma om te gaan.
- Bespreek de gekozen interventies voor het vraagstuk, bekijk alternatieven en maak samen een uiteindelijke keuze.
- Bespreek wie overleg heeft met de zorgvrager en diens naasten en leg in het zorgplan vast wat er aan bod komt in dat gesprek en wat er uiteindelijk afgesproken wordt.
- Geef uitvoering aan de interventies en evalueer met je werkbegeleider.

Stappen

1 Voorbereiden

Bereid de opdracht voor. Maak hierbij gebruik van de stappenplankaart en het schema voor vaardigheden.

2 Uitvoeren

Voer de opdracht uit.

3 Evalueren

Bespreek de uitvoering van de opdracht met je begeleider. Je kunt hierbij gebruikmaken van de stappenplankaart en het schema voor vaardigheden.

Deelkwalificatie 414: Psychiatrie en verstandelijk gehandicaptenzorg 1

Evaluatie van de opdracht

Opmerking van de student

Opmerking van de begeleider

Criteria

	voldoende	onvoldoende
Je kunt:		
1 de juiste zorg verlenen aan een verstandelijk gehandicapte zorgvrager, waarbij een zingevingsvraagstuk, een ethische vraag of dilemma relevant is	....	....
2 deze keuze motiveren aan de werkbegeleider	....	....
3 informatie verzamelen over het gekozen onderwerp en de juiste interventies kiezen om met het vraagstuk/dilemma om te gaan	....	....
4 respect tonen voor de zorgvrager ongeacht de sociale of economische status, ras en sekse:		
– de wensen en gewoonten, de leeftijd, waarden en normen	....	....
– levensbeschouwelijke en culturele achtergrond	....	....
– de privacy en de grenzen van een zorgvrager	....	....
– de emoties en de gevoelens van de zorgvrager hanteren.	....	....

Conclusie

voldaan/niet voldaan	datum	paraaf
	....	....

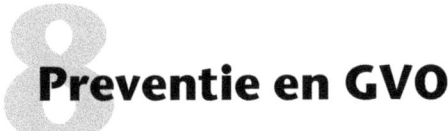
Preventie en GVO

Eindtermen

414.04   204.02
204.03

Leerdoelen

Je kunt:
1 informatie geven over de bestaande wetgeving of juridische regeling aan de zorgvrager en diens naasten
2 ingaan op vragen en zo nodig verwijzen naar andere disciplines
3 risicogedrag herkennen van zorgvragers en bespreken met de begeleiding
4 voorstellen doen om dit risicogedrag af te laten nemen
5 maatregelen toepassen om het risicogedrag te beperken
6 specifieke technieken en behandelwijzen toepassen en hierover informatie verstrekken aan derden
7 functioneel handelen integreren in je eigen taken en machtsmisbruik voorkomen
8 een functionele samenwerkingsrelatie hebben met de zorgvrager.

Inleiding

Het is van groot belang dat iedereen goed voor zichzelf kan opkomen, ook de verstandelijk gehandicapte zorgvrager. Als hij dat moeilijk vindt is het noodzakelijk dat iemand anders hem kan vertegenwoordigen. Als verpleegkundige ben je verantwoordelijk voor het goed informeren over juridische regelingen. Tevens heb je een grote rol in het informeren en overleggen aangaande het budget en het welzijn van de zorgvrager.

Opdracht

- Ga na welke afspraken ten aanzien van wettelijke vertegenwoordiging er vastliggen binnen jouw werksituatie.
- Bespreek met je werkbegeleider wat jouw taak is ten aanzien van het geven van informatie betreffende wettelijke vertegenwoordiging.
- Bespreek een situatie waarin risicogedrag voorkomt en doe voorstellen om dit gedrag te laten afnemen. Pas maatregelen toe om dit risicogedrag te beperken.
- Bespreek met je team, wat er volgens jou nodig is om voor de verstandelijk gehandicapte zorgvrager(s) de leefsituatie veilig en leefbaar te houden.

Stappen

1 Voorbereiden

Bereid de opdracht voor. Maak hierbij gebruik van de stappenplankaart en het schema voor vaardigheden.

2 Uitvoeren

Voer de opdracht uit.

3 Evalueren

Bespreek de uitvoering van de opdracht met je begeleider. Je kunt hierbij gebruikmaken van de stappenplankaart en het schema voor vaardigheden.

Deelkwalificatie 414: Psychiatrie en verstandelijk gehandicaptenzorg 1

Evaluatie van de opdracht

Opmerking van de student

_____
_____
_____
_____
_____
_____
_____
_____
_____
_____
_____

Opmerking van de begeleider

_____
_____
_____
_____
_____
_____
_____
_____
_____
_____
_____
_____

Criteria

	voldoende	*onvoldoende*
Je kunt:		
1 informatie geven over de bestaande wetgeving of juridische regeling aan de zorgvrager en diens naasten	....	....
2 ingaan op vragen en zo nodig verwijzen naar andere disciplines	....	....
3 risicogedrag herkennen van zorgvragers en bespreken met de begeleiding	....	....
4 voorstellen doen om dit risicogedrag af te laten nemen	....	....
5 maatregelen toepassen om het risicogedrag te beperken	....	....
6 specifieke technieken en behandelwijzen toepassen en hierover informatie verstrekken aan derden	....	....
7 functioneel handelen integreren in je eigen taken en machtsmisbruik voorkomen	....	....
8 een functionele samenwerkingsrelatie hebben met de zorgvrager.	....	....

Conclusie

voldaan/niet voldaan	datum	paraaf
	....	....

Deelkwalificatie 414: Psychiatrie en verstandelijk gehandicaptenzorg 1

Coördineren van zorg

Eindtermen

414.05 204.03
        204.05

Leerdoelen

Je kunt:
1 het dagprogramma zelfstandig uitvoeren en zo nodig aanpassen, hierbij rekening houdend met de autonomie van de zorgvrager
2 als persoonlijk begeleider functioneren onder supervisie van de begeleider
3 overleggen over de voortgang in het verpleegkundig proces door middel van verslaglegging en door deelnemen aan overlegvormen
4 zorg dragen voor continuïteit door middel van een duidelijke overdracht en efficiënte samenwerking met teamleden en andere disciplines
5 verantwoordelijkheid dragen voor eigen taken en hier de eigen grenzen bewaken
6 feedback, waardering en kritiek hanteren.

Inleiding

Om straks als verpleegkundige bewust en zelfstandig in teamverband en alleen te kunnen werken heb je de oefening in de praktijk nodig, zoals nu. Kijk goed om je heen wat er gebeurt en welke gediplomeerde taken je onder supervisie zou kunnen uitvoeren. Het is in het belang van de zorgvrager dat je als verpleegkundige weet waar je mee bezig bent en naar de toekomstmogelijkheden van de zorg kunt kijken.

Opdracht

– Voer het dagprogramma zelfstandig uit en pas het zo nodig aan in overleg met je zorgvrager.
– Bespreek met de werkbegeleider jouw functioneren als persoonlijk begeleider en de voortgang van het verpleegkundig proces door middel van overleg en verslaglegging.
– Bewaak de continuïteit in het verpleegkundig proces door samen te werken met teamleden en andere disciplines en zorg voor duidelijke overdracht.
– Bespreek knelpunten van de zorgvrager met de juiste mensen binnen de organisatie, diens naasten en/of wettelijke vertegenwoordigers.

Stappen

1 Voorbereiden

Bereid de opdracht voor. Maak hierbij gebruik van de stappenplankaart en het schema voor vaardigheden.

2 Uitvoeren

Voer de opdracht uit.

3 Evalueren

Bespreek de uitvoering van de opdracht met je begeleider. Je kunt hierbij gebruikmaken van de stappenplankaart en het schema voor vaardigheden.

Deelkwalificatie 414: Psychiatrie en verstandelijk gehandicaptenzorg 1

Evaluatie van de opdracht

Opmerking van de student

Opmerking van de begeleider

Criteria

	voldoende	onvoldoende
Je kunt:		
1 het dagprogramma zelfstandig uitvoeren en zo nodig aanpassen, hierbij rekening houdend met de autonomie van de zorgvrager	....	....
2 als persoonlijk begeleider functioneren onder supervisie van de begeleider	....	....
3 overleggen over de voortgang in het verpleegkundig proces door middel van verslaglegging en door deelnemen aan overlegvormen	....	....
4 zorg dragen voor continuïteit door middel van een duidelijke overdracht en efficiënte samenwerking met teamleden en andere disciplines	....	....
5 verantwoordelijkheid dragen voor eigen taken en hier de eigen grenzen bewaken	....	....
6 feedback, waardering en kritiek hanteren.	....	....

Conclusie

voldaan/niet voldaan	datum	paraaf
	....	....

Deelkwalificatie 414: Psychiatrie en verstandelijk gehandicaptenzorg 1

10 Kwaliteitszorg en deskundigheid

Eindtermen

414.06   204.03
           204.05

Leerdoel

Je kunt:
1 in de zorg voor verstandelijk gehandicapte zorgvragers de kwaliteitszorg en deskundigheid bevorderen
2 in het 'functioneel handelen' je verantwoordelijkheden integreren
3 je eigen werkwijze en beroepshouding bespreekbaar maken.

Inleiding

In de zorg voor verstandelijk gehandicapten werk je dagelijks aan de kwaliteit van zorg. Je eigen deskundigheid en die van je collega's zijn daar onlosmakelijk mee verbonden. Met de opdrachten uit deelkwalificatie 404 heb je al eerder gewerkt aan deze leerdoelen rondom kwaliteitszorg en deskundigheidsbevordering. Nu je je verdiept in de verstandelijk gehandicaptenzorg kies je opnieuw een of meer opdrachten uit die je toepast op de zorgcategorie van je keuze.

Opdracht

– Stel aan je begeleider een of meer opdracht(en) voor uit deelkwalificatie 404, zoals deze in dit boek beschreven staat. Pas deze opdracht toe in de verstandelijk gehandicaptenzorg.

Stappen

1 Voorbereiden

Bereid de opdracht voor. Maak hierbij gebruik van de stappenplankaart en het schema voor vaardigheden.

2 Uitvoeren

Voer de opdracht uit.

3 Evalueren

Bespreek de uitvoering van de opdracht met je begeleider. Je kunt hierbij gebruikmaken van de stappenplankaart en het schema voor vaardigheden.

Deelkwalificatie 414: Psychiatrie en verstandelijk gehandicaptenzorg 1

Evaluatie van de opdracht

Opmerking van de student

Opmerking van de begeleider

Criteria

	voldoende	onvoldoende
Je kunt in de zorg voor verstandelijk gehandicapten de kwaliteitszorg en deskundigheid bevorderen.	....	....

Conclusie

voldaan/niet voldaan	datum	paraaf
	....	....

Deelkwalificatie 415: Chronisch zieken 1

In overleg met je begeleider kun je kiezen uit:
- de totaalopdracht die de hele deelkwalificatie beslaat
- de vijf opdrachten per koepeleindterm.

Totaalopdracht chronisch zieken

Opdrachten

1 Opstellen van een verpleegplan

2 Verpleegkundige zorg verlenen

3 Preventie en GVO

4 Coördineren van zorg

5 Kwaliteitszorg

Deelkwalificatie 415: Chronisch zieken 1

Totaalopdracht chronisch zieken

In de hoofdfase van de opleiding heb je de deelkwalificaties in onderdelen geoefend. In deze eindfase van de opleiding moet je laten zien dat je zelfstandig met de juiste beroepshouding kan werken als verpleegkundige. Onderstaande opdracht is zo geformuleerd dat je de opdracht in totaliteit gedurende een bepaalde periode kan uitvoeren. Je kunt afhankelijk van je leerproces en de mogelijkheden die de praktijk biedt, de opdracht in delen of in z'n geheel uitvoeren en laten aftekenen. In de eindfase van de opleiding reflecteer je op het eigen handelen en vraag je om begeleiding bij het uitvoeren van de complete verpleging aan chronisch zieken.

Eindtermen

415.01	204.01
415.02	204.02
415.03	204.03
415.04	204.04
415.05	204.05
415.06	204.06

Leerdoelen

Je kunt:
1 de zorg plannen, coördineren en uitvoeren
2 participeren in de voorkomende vormen van overleg
3 vanuit een juiste beroepshouding samenwerken met chronisch zieken, diens naasten, collega's en andere disciplines
4 preventie en GVO toepassen
5 meewerken aan kwaliteitszorg en deskundigheidsbevordering.

Inleiding

Chronisch zieken worden dagelijks geconfronteerd met beperkingen als gevolg van hun ziekte. Als verpleegkundige ken je de relevante ziektebeelden en ben je op de hoogte van maatschappelijke ontwikkelingen. Met de kennis, ervaringen en de juiste beroepshouding kun je de verpleegkundige zorg in al zijn facetten aan chronisch zieken adequaat plannen, coördineren, uitvoeren en evalueren.

Opdracht

- Plan, coördineer en voer de zorg uit aan zes zorgvragers.
- Maak afspraken met je begeleider om te reflecteren op je functioneren.
- Stel een verpleegplan op, evalueer en stel deze zo nodig bij.
- Voer de zorg uit.
- Geef voorlichting en advies.
- Coördineer de zorg.
- Neem deel aan de verschillende overlegsituaties en scholingsbijeenkomsten die zich voordoen rond zorgvragers die kraamzorg behoeven in deze periode. Lever een bijdrage aan de kwaliteitszorg. Hiervoor kies je een opdracht uit de betreffende deelkwalificatie 404.
- Aan de hand van de beoordelingscriteria houd je zelf in de gaten wat je leermomenten zijn.

Stappen

1 Voorbereiden

Bereid de opdracht voor. Maak hierbij gebruik van de stappenplankaart en het schema voor vaardigheden.

2 Uitvoeren

Voer de opdracht uit.

3 Evalueren

Bespreek de uitvoering van de opdracht met je begeleider. Je kunt hierbij gebruikmaken van de stappenplankaart en het schema voor vaardigheden.

Evaluatie van de opdracht

Opmerking van de student

_____
_____
_____
_____
_____
_____
_____
_____
_____
_____
_____
_____

Opmerking van de begeleider

_____
_____
_____
_____
_____
_____
_____
_____
_____
_____
_____
_____

Criteria

	voldoende	onvoldoende
Je kunt:		
1 de zorg plannen, coördineren en uitvoeren	....	....
2 participeren in de voorkomende vormen van overleg	....	....
3 vanuit een juiste beroepshouding samenwerken met chronisch zieken, diens naasten, collega's en andere disciplines	....	....
4 preventie en GVO toepassen	....	....
5 meewerken aan kwaliteitszorg en deskundigheidsbevordering.	....	....

Conclusie

voldaan/niet voldaan	datum	paraaf
	....	....

Deelkwalificatie 415: Chronisch zieken 1

1 Opstellen van een verpleegplan

Eindtermen

415   204.01
         204.02

Leerdoelen

Je kunt:
1 de zorgbehoefte inschatten en een verpleegplan maken voor een zorgvrager waarbij je specifieke aandacht geeft aan:
   - de kenmerken van chronische zorg
   - de ziektebeelden, behandelwijzen en therapieën
2 je bij het samenwerken met de chronisch zieke zorgvrager aan afspraken houden
3 respect tonen voor de chronisch zieke zorgvrager ongeacht zijn status, opleiding, ras of sekse.

Inleiding

De zorgverlening aan een chronisch zieke is door een aantal kenmerken te onderscheiden: de langdurige zorgrelatie en de aandacht voor het leren omgaan met stoornissen, beperkingen en handicaps. De ziekte heeft ingrijpende gevolgen op psychisch, lichamelijk en maatschappelijk gebied. Je moet zorgvuldig de zorgbehoefte van de chronisch zieke zorgvrager bepalen bij het opstellen van het verpleegplan. Geef hierbij aandacht aan de kenmerken van chronische zorg en ga uit van ziektebeeld en behandeling(en).

Opdracht

- Bepaal de zorgbehoefte van een chronisch zieke zorgvrager.
- Stel het verpleegplan op voor deze zorgvrager.
- Bespreek met je begeleider welke kenmerken van chronische zorg je herkent in de zorgverlening aan deze zorgvrager.
- Bespreek met je begeleider welke informatie je hebt gebruikt voor het opstellen van dit verpleegplan en waarom. Maak hierbij onderscheid tussen:
  - kenmerken van chronische zorg
  - informatie vanuit ziektebeeld(en)
  - informatie vanuit behandeling(en)/therapieën.

Stappen

1 Voorbereiden

Bereid de opdracht voor. Maak hierbij gebruik van de stappenplankaart en het schema voor vaardigheden.

2 Uitvoeren

Voer de opdracht uit.

3 Evalueren

Bespreek de uitvoering van de opdracht met je begeleider. Je kunt hierbij gebruikmaken van de stappenplankaart en het schema voor vaardigheden.

Deelkwalificatie 415: Chronisch zieken 1

Evaluatie van de opdracht

Opmerking van de student

___

Opmerking van de begeleider

___

Criteria

	voldoende	onvoldoende
Je kunt:		
1 de zorgbehoefte inschatten en een verpleegplan maken voor een zorgvrager waarbij je specifieke aandacht geeft aan:		
– de kenmerken van chronische zorg	....	....
– de ziektebeelden, behandelwijzen en therapieën	....	....
2 je bij het samenwerken met de chronisch zieke zorgvrager aan afspraken houden	....	....
3 respect tonen voor de chronisch zieke zorgvrager ongeacht zijn status, opleiding, ras of sekse.	....	....

Conclusie

voldaan/niet voldaan	datum	paraaf
	....	....

Deelkwalificatie 415: Chronisch zieken 1

2 Verpleegkundige zorg verlenen

Eindtermen

415.03   204.02
           204.03

Leerdoelen

Je kunt:
1 verpleegkundige zorg verlenen volgens verpleegplan aan chronisch zieken. Hierbij kun je aandacht besteden aan:
   - het vinden van een nieuwe levensstijl
   - het perspectief van de zorgvrager
   - de langdurige zorgverleningrelatie
   - assisteren bij diagnostisch onderzoek en behandeling
   - de palliatieve zorg
   - ethische vragen en dilemma's
2 de zorg uitvoeren en evalueren
3 je bij het samenwerken met de zorgvrager aan afspraken houden
4 de autonomie van een zorgvrager bevorderen.

Inleiding

De chronisch zieke zorgvrager wordt dagelijks geconfronteerd met verlies van lichaamsfuncties. Allerlei activiteiten kunnen voor hem onmogelijk of zeer vermoeiend zijn geworden. Denk aan mensen met multiple sclerose of CVA. Soms gaat aan het vaststellen van de juiste diagnose een lange periode van onderzoek vooraf, waarin de je de zorgvrager en zijn naasten ondersteunt. Het is van groot belang de zorgvrager te betrekken bij de zorgverlening, je informerend op te stellen en je aan afspraken te houden.

Opdracht

- Verleen ten minste vijf dagen verpleegkundige zorg aan een chronisch zieke. Besteed aandacht aan:
  - ondersteuning bij het zo zelfstandig mogelijk uitvoeren van zelfzorgactiviteiten
  - bespreken van zijn toekomstbeeld en wat zijn mogelijkheden zijn. Geef aan welke personen en instanties hulp en ondersteuning kunnen bieden
  - informeren over de te verlenen zorg en het meebeslissen hierin door de zorgvrager.
- Verleen assistentie bij een diagnostisch onderzoek of een behandeling.
- Geef palliatieve zorg aan een chronisch zieke zoals is afgesproken door de behandelaren.
- Bespreek met je begeleider een ethische vraag of dilemma uit een zorgverleningsituatie met een chronisch zieke. Geef je eigen waarden en normen aan en hoe je hem zou begeleiden in deze situatie.
- Evalueer de zorg.

Stappen

1 Voorbereiden

Bereid de opdracht voor. Maak hierbij gebruik van de stappenplankaart en het schema voor vaardigheden.

2 Uitvoeren

Voer de opdracht uit.

3 Evalueren

Bespreek de uitvoering van de opdracht met je begeleider. Je kunt hierbij gebruikmaken van de stappenplankaart en het schema voor vaardigheden.

Deelkwalificatie 415: Chronisch zieken 1

Evaluatie van de opdracht

Opmerking van de student

_____
_____
_____
_____
_____
_____
_____
_____
_____
_____
_____
_____
_____

Opmerking van de begeleider

_____
_____
_____
_____
_____
_____
_____
_____
_____
_____
_____
_____

Criteria

	voldoende	onvoldoende
Je kunt:		
1 verpleegkundige zorg verlenen volgens verpleegplan aan chronisch zieken. Hierbij kun je aandacht besteden aan:		
– het vinden van een nieuwe levensstijl	....	....
– het perspectief van de zorgvrager	....	....
– de langdurige zorgverleningrelatie	....	....
– assisteren bij diagnostisch onderzoek en behandeling	....	....
– de palliatieve zorg	....	....
– ethische vragen en dilemma's	....	....
2 de zorg uitvoeren en evalueren	....	....
3 je bij het samenwerken met de zorgvrager aan afspraken houden	....	....
4 de autonomie van een zorgvrager bevorderen.	....	....

Conclusie

voldaan/niet voldaan	datum	paraaf
	....	....

Deelkwalificatie 415: Chronisch zieken 1

3 Preventie en GVO

Eindtermen

415.04   204.02
         204.03

Leerdoelen

Je kunt:
1 voorlichting geven aan chronisch zieken. Hierbij dien je extra aandacht te besteden aan:
   - het leren omgaan met beperkingen
   - het geven van instructie en voorlichting
   - het informeren over sociale en juridische regelingen
   - het informeren over technieken en behandelwijzen
   - het herkennen en signaleren van risicogedrag
2 de autonomie van een zorgvrager bevorderen
3 je eigen grenzen bewaken.

Inleiding

Voorlichting die je geeft aan een chronisch zieke zorgvrager is van groot belang voor zijn welbevinden. Het blijkt dat goed geïnformeerde zorgvragers minder angst en pijn ervaren dan zorgvragers die niet zijn voorgelicht. Het moment waarop je de voorlichting geeft, de manier van voorlichten en welke informatie je geeft spelen hierbij een bepalende rol. Als zorgverlener heb je de uitdagende taak om te bepalen wie informatie nodig heeft en wanneer, hoe en welke informatie hij nodig heeft.

Opdracht

- Geef voorlichting aan een chronisch zieke zorgvrager over een nieuwe leefregel voortvloeiend uit de aandoening/ziekte die hij heeft.
- Instrueer een chronisch zieke zorgvrager ten aanzien van zijn zelfzorgactiviteiten.
- Informeer een chronisch zieke zorgvrager over een sociale en/of juridische regeling die relevant is voor zijn situatie.
- Informeer een chronisch zieke zorgvrager voor een ingreep of onderzoek dat hij moet ondergaan over de behandelwijze of techniek.
- Bespreek met je begeleider welk risicogedrag je herkent bij een chronisch zieke zorgvrager en op welke wijze je hieraan bij het geven van voorlichting aandacht kunt besteden.

Stappen

1 Voorbereiden

Bereid de opdracht voor. Maak hierbij gebruik van de stappenplankaart en het schema voor vaardigheden.

2 Uitvoeren

Voer de opdracht uit.

3 Evalueren

Bespreek de uitvoering van de opdracht met je begeleider. Je kunt hierbij gebruikmaken van de stappenplankaart en het schema voor vaardigheden.

Deelkwalificatie 415: Chronisch zieken 1

Evaluatie van de opdracht

Opmerking van de student

Opmerking van de begeleider

Criteria

	voldoende	onvoldoende
Je kunt:		
1 voorlichting geven aan chronisch zieken. Hierbij dien je extra aandacht te besteden aan:		
– het leren omgaan met beperkingen	....	....
– het geven van instructie en voorlichting	....	....
– het informeren over sociale en juridische regelingen	....	....
– het informeren over technieken en behandelwijzen	....	....
– het herkennen en signaleren van risicogedrag	....	....
2 de autonomie van een zorgvrager bevorderen	....	....
3 je eigen grenzen bewaken.	....	....

Conclusie

voldaan/niet voldaan	datum	paraaf
	....	....

Deelkwalificatie 415: Chronisch zieken 1

4 Coördineren van zorg

Eindtermen

415.05   204.02
         204.04

Leerdoelen

Je kunt:
1 de zorg ten behoeve van chronisch zieken coördineren. Hierbij dien je extra aandacht te besteden aan:
   - continuïteit van zorg
   - het eigen netwerk van de zorgvrager
   - het gebruik van ervaringsdeskundigheid van de zorgvrager en naasten
2 respect tonen voor de zorgvrager ongeacht zijn status, opleiding, ras of sekse
3 verantwoordelijkheid dragen voor je eigen taken.

Inleiding

In de zorgverlening aan een chronisch zieke zorgvrager regelt altijd één persoon de planning en continuïteit van zorg. Als zorgverlener ben je van alle hulpverleners vaak de meest continue factor. Je bent nauw betrokken bij het zorgproces en kunt hierdoor de rol van coördinator op je nemen. Nauwe samenwerking met de zorgvrager, zijn naasten en personen uit de andere disciplines zoals artsen, fysiotherapeuten, ergotherapeuten, maatschappelijk werk is hierbij een vereiste. Ieders taken en wederzijdse verwachtingen moeten duidelijk zijn, waarbij het ontvangen en geven van informatie voor jou als zorgverlener belangrijk is. Alleen dan kun je de hulp goed op elkaar afstemmen.

Opdracht

- Coördineer de zorgverlening van vier chronisch zieke zorgvragers als eerstverantwoordelijke zorgverlener.
- Draag er zorg voor dat in de samenwerking duidelijk is wie, welke taken, wanneer uitvoert, zo mogelijk via multidisciplinair overleg.
- Laat zien dat je de betrokken zorgvrager en de hulpverleners informeert en dat je van hen informatie ontvangt.
- Bespreek met je begeleider op welke wijze je als eerstverantwoordelijke van zorg in de drie situaties gebruikgemaakt hebt van de ervaringsdeskundigheid van de zorgvrager en personen uit zijn netwerk.

Stappen

1 Voorbereiden

Bereid de opdracht voor. Maak hierbij gebruik van de stappenplankaart en het schema voor vaardigheden.

2 Uitvoeren

Voer de opdracht uit.

3 Evalueren

Bespreek de uitvoering van de opdracht met je begeleider. Je kunt hierbij gebruikmaken van de stappenplankaart en het schema voor vaardigheden.

Deelkwalificatie 415: Chronisch zieken 1

Evaluatie van de opdracht

Opmerking van de student

___

Opmerking van de begeleider

___

Criteria

	voldoende	onvoldoende
Je kunt:		
1 de zorg ten behoeve van chronisch zieken coördineren. Hierbij dien je extra aandacht te besteden aan:		
– continuïteit van zorg	....	....
– het eigen netwerk van de zorgvrager	....	....
– het gebruik van ervaringsdeskundigheid van de zorgvrager en naasten	....	....
2 respect tonen voor de zorgvrager ongeacht zijn status, opleiding, ras of sekse	....	....
3 verantwoordelijkheid dragen voor je eigen taken.	....	....

Conclusie

voldaan/niet voldaan	datum	paraaf
	....	....

Deelkwalificatie 415: Chronisch zieken 1

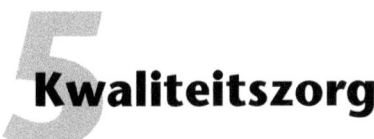

Kwaliteitszorg

Eindtermen

415.06   204.03
         204.05

Leerdoelen

Je kunt:
1 in de zorg voor chronisch zieken de kwaliteitszorg en deskundigheid bevorderen
2 in het 'functioneel handelen' je verantwoordelijkheden integreren
3 je eigen werkwijze en beroepshouding bespreekbaar maken.

Inleiding

In de zorg voor chronisch zieken werk je dagelijks aan de kwaliteit van zorg. Je eigen deskundigheid en die van je collega's zijn daar onlosmakelijk mee verbonden. Met de opdrachten uit deelkwalificatie 404 heb je al eerder gewerkt aan deze doelstellingen rondom kwaliteitszorg en deskundigheidsbevordering. Nu je je verdiept in de zorg voor chronisch zieken kies je opnieuw een of meer opdrachten uit die je toepast op de zorgcategorie van je keuze.

Opdracht

– Stel aan je begeleider een of meer opdrachten voor uit deelkwalificatie 404, zoals deze in dit boek beschreven staan. Pas deze opdracht toe in de zorg voor chronisch zieken.

Stappen

1 Voorbereiden

Bereid de opdracht voor. Maak hierbij gebruik van de stappenplankaart en het schema voor vaardigheden.

2 Uitvoeren

Voer de opdracht uit.

3 Evalueren

Bespreek de uitvoering van de opdracht met je begeleider. Je kunt hierbij gebruikmaken van de stappenplankaart en het schema voor vaardigheden.

Deelkwalificatie 415: Chronisch zieken 1

Evaluatie van de opdracht

Opmerking van de student

_____

Opmerking van de begeleider

_____

Criteria

	voldoende	onvoldoende
Je kunt:		
1 in de zorg voor chronisch zieken de kwaliteitszorg en deskundigheid bevorderen	....	....
2 in het 'functioneel handelen' je verantwoordelijkheid integreren	....	....
3 je eigen werkwijze en beroepshouding bespreekbaar maken.	....	....

Conclusie

voldaan/niet voldaan	datum	paraaf
	....	....

Eindtermen

Deelkwalificatie 204: Interactie in beroepssituaties

eindtermen	taxonomiecode
01 De afgestudeerde kan een functionele samenwerkingsrelatie hebben met een zorgvrager en diens naasten.	R r/i
Dit betekent:	
1 initiatief nemen tot het leggen van contact	R r/i
2 adequaat communiceren met een zorgvrager	R r/i
3 werkbare afspraken maken	R c/r/i
4 gemaakte afspraken nakomen	R r/i
5 feedback, waardering en kritiek hanteren	R r/i
6 handelen in conflictsituaties	R r/i
7 omgangsvormen hanteren	R r/i
8 een zorgvrager informeren over de te verlenen zorg.	R r/i
02 De afgestudeerde kan het element van beroepshouding 'respect tonen voor de zorgvrager' integreren bij de uitvoering van de eigen taken.	R c
Dit betekent:	
1 respect tonen voor de zorgvrager ongeacht de sociale of economische status, de opleiding, het ras en de sekse van de zorgvrager:	
– de wensen en gewoonten	
– de leeftijd	
– de waarden en normen	
– de levensbeschouwelijke en culturele achtergronden	
– de privacy van een zorgvrager	
– de grenzen van een zorgvrager	
– de emoties en gevoelens van een zorgvrager	
2 de afhankelijkheid van een zorgvrager hanteren	R r
3 de autonomie van een zorgvrager bevorderen	R r
4 de verantwoordelijkheid van een zorgvrager hanteren	R r
5 zorgvuldig handelen bij intimiteiten.	R r
03 De afgestudeerde kan het element van beroepshouding 'functioneel handelen' integreren bij de uitvoering van de eigen taken.	R c
Dit betekent:	
1 verantwoordelijkheid dragen voor de eigen taken	R r
2 de eigen grenzen bewaken	R r
3 de eigen emoties en gevoelens respecteren	R r
4 werk en privé gescheiden houden	R r
5 het beroepsgeheim hanteren	R r
6 machtsmisbruik voorkomen	R r
7 zorgvuldig handelen inzake ethische vragen en dilemma's.	R r

Deelkwalificatie 204: Interactie in beroepssituaties

eindtermen	taxonomiecode
04 De afgestudeerde kan het element van beroepshouding 'zich assertief opstellen als hulpverlener en als werknemer' integreren bij de uitvoering van de eigen taken.	R c
Dit betekent: 1 eigen mening en wensen naar voren brengen 2 opkomen voor eigen positie: – rechten en plichten weten 3 adequaat handelen bij ongewenste intimiteiten 4 adequaat handelen bij fysieke agressie 5 onderhandelen met collega's, leidinggevende en zorgvrager.	R r/i R c/r R r/i R r/i R r R r/i
05 De afgestudeerde kan het element van beroepshouding 'zich collegiaal opstellen' integreren bij de uitvoering van de eigen taken.	R c
Dit betekent: 1 samenwerken met collega's, mantelzorg en vrijwilligers 2 respect tonen voor de levensbeschouwelijke en culturele achtergronden van collega's 3 eigen werkwijze en beroepshouding bespreekbaar maken 4 een positieve bijdrage leveren aan de sfeer in het team 5 zorgvuldig handelen in conflictsituaties 6 feedback, waardering en kritiek hanteren.	R r/i R c/r R r/i R r/i R r R r/i
06 De afgestudeerde kan met een zorgvrager en diens naasten omgaan in situaties van ernstig lijden, sterven en rouw.	R r/i

Deelkwalificatie 303: Preventie en GVO 1

eindtermen	taxonomiecode
01 De afgestudeerde kan de betekenis van preventie en gezondheidsvoorlichting omschrijven.	B
02 De afgestudeerde kan primaire preventie toepassen.	R c/i
Dit betekent:	
1 gezondheidsvoorlichting en -opvoeding geven aan zorgvragers en naasten: – de inhoud en methode afstemmen op de zorgvrager	R c/i
2 maatregelen treffen voor een veilige en hygiënische omgeving	R c
3 maatregelen treffen ter voorkoming van hospitalisering	R c
4 een voorbeeldfunctie vervullen door de wijze waarop hij/zij zelf veilig, gezond en aangenaam werkt.	R r
03 De afgestudeerde kan secundaire preventie toepassen.	R c/i
Dit betekent:	
1 bij een zorgvrager symptomen observeren van stoornissen, beperkingen of handicaps: – geïndiceerd – niet geïndiceerd	R c
2 uitkomsten van de observatie rapporteren aan de verantwoordelijke van zorg	R c
3 geobserveerde stoornissen, beperkingen of handicaps zo mogelijk bespreekbaar maken met de zorgvrager.	R r/i
04 De afgestudeerde kan tertiaire preventie toepassen.	R c/i
Dit betekent:	
1 bij een zorgvrager reacties signaleren op stoornissen, beperkingen of handicaps	P c
2 maatregelen treffen om negatieve effecten van gezondheidsproblemen te voorkomen	R c
3 maatregelen treffen om de gevolgen van hospitalisering te beperken	R c
4 adviseren over aanpassingen in de leefwijze als gevolg van stoornissen, beperkingen of handicaps	R c/i
5 zorgvragers en naasten instrueren bij aan te leren vaardigheden en/of het hanteren van gedragsregels en hulpmiddelen	R c/i
6 adviseren over andere hulpverleningsmogelijkheden	R c/i
7 patiëntenvoorlichting geven aan zorgvragers en naasten: – de inhoud en de methode afstemmen op de zorgvrager – informatie over het gezondheidsprobleem – informatie over de zorginstelling – informatie over de rechten en plichten van een zorgvrager – informatie over de te verlenen zorg – informatie over ouder- en patiëntenverenigingen en andere relevante instanties – informatie over mogelijkheden van klachtenopvang en -behandeling – informatie over de sociale kaart met betrekking tot het gezondheidsprobleem – informatie over de mogelijkheden om hulpmiddelen (vergoed) te krijgen.	R c/i

De eindtermen in deze deelkwalificatie zijn generiek en als zodanig van toepassing op zorgvragers met beperkte zelfzorgmogelijkheden. Bij de eindtermen dient de beroepshouding (zie deelkwalificatie 204) geïntegreerd te worden.

Deelkwalificatie 401: Plannen van verpleegkundige zorg 1	
eindtermen	*taxonomiecode*
01 De afgestudeerde kan omschrijven in welke situatie verpleegkundige zorg gegeven wordt.	B
Dit betekent:	
1 de soorten problematiek omschrijven van zorgvragers met beperkte zelfzorgmogelijkheden	B
2 de gevolgen omschrijven van de problematiek voor de zelfzorgmogelijkheden	B
3 in de zorgverlening rekening houden met het belang van een zo groot mogelijke zelfredzaamheid.	R c
02 De afgestudeerde kan systematisch gegevens verzamelen.	R c
Dit betekent:	
1 systematisch gegevens verzamelen aan de hand van standaarden (diagnostische categorieën) over en in samenwerking met een zorgvrager, naasten en/of wettelijke vertegenwoordigers	R c/i
2 observaties uitvoeren aan de hand van gestandaardiseerde lijsten en technieken	R c
3 een anamnesegesprek voeren aan de hand van een gestructureerde vragenlijst	R c/i
4 met betrekking tot verpleegkundige zorg betekenis geven in samenhang aan de verzamelde informatie.	P c
03 De afgestudeerde kan een verpleegkundige diagnose stellen aan de hand van standaarden.	R c
04 De afgestudeerde kan een individueel verpleegplan opstellen.	R c
Dit betekent:	
1 verpleegdoelen formuleren	R c
2 verpleegkundige interventies kiezen	R c
3 afspraken met andere disciplines inplannen	R c
4 het verpleegplan vaststellen in overleg met een zorgvrager en/of naasten	R c/i
5 afspraken en verpleegplan onderbrengen in het patiëntendossier.	R c
05 De afgestudeerde kan een zorgvrager monitoren.	P c
Dit betekent:	
1 veranderingen signaleren in de gezondheidstoestand	P c
2 veranderingen signaleren in de zorgbehoefte	P c
3 snel veranderende situaties onder controle houden.	P c
06 De afgestudeerde kan een verpleegplan evalueren.	P c
Dit betekent:	
1 een verpleegplan evalueren in overleg met een zorgvrager, naasten en/of wettelijke vertegenwoordigers	P c/i
2 een verpleegplan bijstellen in overleg met een zorgvrager, naasten en/of wettelijke vertegenwoordigers.	P c/i

Deelkwalificatie 401: Plannen van verpleegkundige zorg 1

eindtermen	taxonomiecode
07 De afgestudeerde kan informatie over de gezondheidstoestand, de zorgbehoefte en de zorgverlening in samenhang rapporteren.	R c
Dit betekent:	
1 informatie mondeling rapporteren: – aan het team – aan degene die de zorg overneemt	R c
2 informatie schriftelijk rapporteren: – registreren – administreren volgens het daartoe bestemde (geautomatiseerde) systeem	R c
3 gegevens over de totale zorgbehoefte en zorgverlening registreren in het dossier van een zorgvrager	R c
4 relevante gegevens over een zorgvrager aan naasten rapporteren	R c
5 relevante gegeven aan andere disciplines rapporteren.	R c

De eindtermen in deze deelkwalificatie zijn generiek en als zodanig van toepassing op zorgvragers met beperkte zelfzorgmogelijkheden. Bij de eindtermen dient de beroepshouding (zie deelkwalificatie 204) geïntegreerd te worden.

Deelkwalificatie 403: Coördinatie en continuïteit van zorg 1	
eindtermen	*taxonomiecode*
01 De afgestudeerde kan de activiteiten rondom het verpleegproces coördineren.	R c/i
Dit betekent:	
1 deelnemen aan besprekingen: – met het team – met andere disciplines – met naasten/ouders/wettelijke vertegenwoordigers	R c/i
2 consult vragen inzake de geplande en de verleende zorg	R c/i
3 andere disciplines consulteren	R c/i
4 gevraagd en ongevraagd adviezen of informatie geven aan andere disciplines	R c
5 de verantwoordelijke van zorg inschakelen indien nodig	R c
6 nieuwe afspraken en gegevens verwerken in het verpleegplan	R c
7 knelpunten en wensen rond communicatie en informatie doorgeven aan de verantwoordelijke van zorg	R c/i
8 bijeenkomsten organiseren voor naasten/ouders/wettelijke vertegenwoordigers.	R c/i
02 De afgestudeerde kan zorg dragen voor het ontslag en de overdracht van een zorgvrager.	R c/i
Dit betekent:	
1 een exitgesprek voeren	R c/i
2 zorg dragen voor ontslag van een zorgvrager	R c
3 een zorgvrager overdragen naar een andere afdeling	R c/i
4 een zorgvrager overdragen naar een andere instelling/setting.	R c/i
03 De afgestudeerde kan een eigen werkplanning maken.	R c
Dit betekent:	
1 een tijdplanning maken	R c
2 rekening houden met het zorgplan	R c
3 prioriteiten stellen.	R c
04 De afgestudeerde kan voorwaarden formuleren die wenselijk zijn voor de te verlenen zorg.	P c
Dit betekent:	
1 knelpunten signaleren op het gebied van de zorgverlening: – materiële knelpunten – immateriële knelpunten	P c
2 initiatieven nemen om dergelijke knelpunten op te lossen.	R c
05 De afgestudeerde kan efficiënt en kostenbewust omgaan met beschikbare materiële en financiële middelen.	R c
06 De afgestudeerde kan de kenmerken weergeven van instellingen en organisaties waar de verpleegkundige mee te maken kan krijgen.	F
Dit betekent:	
1 de kenmerken weergeven van de intramurale setting	F
2 de kenmerken weergeven van de extramurale setting	F
3 de kenmerken weergeven van de transmurale zorg	F
4 de kenmerken weergeven van de semi-murale setting.	F

De eindtermen in deze deelkwalificatie zijn generiek en als zodanig van toepassing op zorgvragers met beperkte zelfzorgmogelijkheden. Bij de eindtermen dient de beroepshouding (zie deelkwalificatie 204) geïntegreerd te worden.

Deelkwalificatie 404: Kwaliteitszorg en deskundigheidsbevordering verpleegkundige 1

eindtermen	taxonomiecode
01 De afgestudeerde kan een bijdrage leveren aan de verbetering van de kwaliteitszorg op microniveau.	R c
Dit betekent:	
1 gewenste veranderingen inventariseren in de zorg op microniveau	R c/i
2 meewerken aan de verbetering van zorg op microniveau door toepassing van nieuwe werkwijzen en standaardprocedures	R c
3 een bijdrage leveren aan een veranderingsproces.	R c
02 De afgestudeerde kan voorwaarden scheppen voor de verbetering van de kwaliteitszorg op microniveau.	R c/i
Dit betekent:	
1 deskundigen consulteren	R i
2 meewerken aan de toepassing van kwaliteitsmeetinstrumenten.	R c
03 De afgestudeerde kan klachten van zorgvragers en naasten benutten bij de verbetering van de kwaliteitszorg.	R c/i
Dit betekent:	
1 klachten benutten op micro- en mesoniveau.	R c/i
04 De afgestudeerde kan voorwaarden formuleren die wenselijk zijn voor een goed werkklimaat.	P c
Dit betekent:	
1 knelpunten signaleren op het gebied van het werkklimaat: – materiële knelpunten – immateriële knelpunten	P c
2 initiatieven nemen om dergelijke knelpunten op te lossen.	R c
05 De afgestudeerde kan de eigen deskundigheid bevorderen.	R c
Dit betekent:	
1 vakliteratuur bijhouden	R c
2 bijscholing volgen	R c
3 themabijeenkomsten volgen	R c
4 participeren in bijeenkomsten voor intercollegiale ondersteuning	R c/i
5 reflecteren op het eigen beroepsmatig handelen.	R c
06 De afgestudeerde kan een bijdrage leveren aan de deskundigheidsbevordering van collega's.	P c
Dit betekent:	
1 themabijeenkomsten en klinische lessen organiseren	P c/i
2 werkbegeleiding geven.	R r/i
07 De afgestudeerde kan standpunten innemen over handelwijzen binnen de gezondheidszorg.	P c
Dit betekent:	
1 standpunten verhelderen vanuit de optiek van het verpleegkundig beroep	P c

Deelkwalificatie 404: Kwaliteitszorg en deskundigheidsbevordering verpleegkundige 1

eindtermen	taxonomiecode
2 standpunten beargumenteren vanuit de optiek van het verpleegkundig beroep	P c
3 een bijdrage leveren aan de vorming van standpunten inzake ethische vraagstukken.	P c
08 De afgestudeerde kan een bijdrage leveren aan de ontwikkeling van het beroep.	R c
Dit betekent:	
1 meewerken aan de ontwikkeling van het beroepsprofiel	R c
2 een bijdrage leveren aan de ontwikkeling van een visie op het beroep	R c
3 ontwikkelingen in het beroep vormgeven in de praktijk	R c
4 het belang van beroepsorganisaties en vakbonden weergeven.	F
09 De afgestudeerde kan de kaders toepassen waarbinnen de zorg verleend moet worden.	R c
Dit betekent:	
1 binnen de doelstelling, visie en regels van een organisatie werken	R c
2 binnen de grenzen van het beroep werken	R c
3 binnen de eisen van de ARBO-wet werken	R c
4 cao en rechtspositie toepassen	R c
5 de wettelijke mogelijkheden voor werknemers voor medezeggenschap weergeven.	F

Eindtermen

Bij de eindtermen dient de beroepshouding (zie deelkwalificatie 204) geïntegreerd te worden.

Deelkwalificatie 405: Verplegen van chronisch zieken, lichamelijk gehandicapten en revaliderenden 1

eindtermen	taxonomiecode
01 De afgestudeerde kan de problematiek omschrijven van een chronisch zieke, lichamelijk gehandicapte en revaliderende zorgvrager.	B
Dit betekent:	
1 de kenmerken weergeven van een chronisch zieke, lichamelijk gehandicapte en revaliderende zorgvrager	F
2 de beperkingen, handicaps en stoornissen omschrijven	B
3 de gevolgen van deze beperkingen, handicaps en stoornissen voor de verpleegkundige zorg omschrijven	B
4 de relatie tussen de zorgvrager en de zorgverlener typeren	B
5 de relevante wetgeving weergeven	F
6 de kenmerken noemen van de specifieke zorginstellingen en zorgorganisaties.	F
02 De afgestudeerde kan een verpleegplan hanteren voor een chronisch zieke, lichamelijk gehandicapte en revaliderende zorgvrager.	R c
Dit betekent:	
1 de eindtermen van '401: Plannen van verpleegkundige zorg 1' toepassen.	
03 De afgestudeerde kan basiszorg verlenen aan een chronisch zieke, lichamelijk gehandicapte en revaliderende zorgvrager.	P c/r/i
Dit betekent:	
1 de eindtermen van '302: Basiszorg' toepassen	
2 maatregelen nemen die de pijnbeleving verminderen	R c
3 een zorgvrager begeleiden bij angst voor ongeneeslijkheid en angst voor de dood	P r/i
4 een terminale zorgvrager stervensbegeleiding geven	P r/i
5 een jeugdige zorgvrager begeleiden	P r/i
6 kind en ouders begeleiden.	P r/i
04 De afgestudeerde kan verpleegtechnische handelingen uitvoeren bij een chronisch zieke, lichamelijk gehandicapte en revaliderende zorgvrager.	R pm/i
Dit betekent:	
1 de eindtermen van '402: Verpleegtechnische handelingen' toepassen.	
05 De afgestudeerde kan preventie en GVO toepassen in situaties met een chronisch zieke, lichamelijk gehandicapte en revaliderende zorgvrager.	R c/i
Dit betekent:	
1 de eindtermen van '303: Preventie en GVO 1' toepassen.	
06 De afgestudeerde kan de zorg coördineren in situaties met een chronisch zieke, lichamelijk gehandicapte en revaliderende zorgvrager.	R c/i
Dit betekent:	
1 de eindtermen van '403: Coördinatie en continuïteit van zorg 1' toepassen.	

Deelkwalificatie 405: Verplegen van chronisch zieken, lichamelijk gehandicapten en revaliderenden 1

eindtermen	taxonomiecode
07 De afgestudeerde kan kwaliteitszorg en deskundigheid bevorderen in situaties met een chronisch zieke, lichamelijk gehandicapte en revaliderende zorgvrager. Dit betekent: 1 de eindtermen van '404: Kwaliteitszorg en deskundigheidsbevordering verpleegkundige 1 toepassen.	R c/i

Bij de eindtermen dient de beroepshouding (zie deelkwalificatie 204) geïntegreerd te worden.

Deelkwalificatie 407: Verplegen van geriatrische zorgvragers 1

eindtermen	taxonomiecode
01 De afgestudeerde kan de problematiek omschrijven van een geriatrische zorgvrager.	B
Dit betekent:	
1 de kenmerken weergeven van een geriatrische zorgvrager	F
2 de beperkingen, handicaps en stoornissen omschrijven	B
3 de gevolgen van deze beperkingen, handicaps en stoornissen voor de verpleegkundige zorg omschrijven	B
4 de relatie tussen de zorgvrager en de zorgverlener typeren	B
5 de relevante wetgeving weergeven	F
6 de kenmerken noemen van de specifieke zorginstellingen en zorgorganisaties.	F
02 De afgestudeerde kan een verpleegplan hanteren voor een geriatrische zorgvrager.	R c
Dit betekent:	
1 de eindtermen van '401: Plannen van verpleegkundige zorg 1' toepassen	
2 de zorgbehoefte van een groep zorgvragers bepalen.	R c
03 De afgestudeerde kan basiszorg verlenen aan een geriatrische zorgvrager.	P c/r/i
Dit betekent:	
1 de eindtermen van '302: Basiszorg' toepassen	
2 beïnvloedingsmethoden toepassen overeenkomstig het verpleegplan en in overleg met de verantwoordelijke van zorg	R c
3 zorgen voor het dagprogramma van een zorgvrager: – stimuleren tot activiteiten – begeleiden bij noodzakelijke aanpassingen in de leefwijze: oefeningen aanbieden voor geheugentraining, vitaliteitstraining en zintuigactivering – het beoogde effect van de activiteiten bewaken	R c
4 een zorgvrager met gedragsproblemen begeleiden: – ondersteunen bij het voorkomen van negatieve gevolgen van gedragsproblemen – helpen bij het omgaan met conflicten	P r/i
5 eerste hulp verlenen op psychosociaal gebied: – middelen en maatregelen hanteren binnen de BOPZ – omgaan met fysieke agressie	P r/i
6 het sociale netwerk van een zorgvrager begeleiden: – bijeenkomsten voor naasten organiseren	P r/i
7 een zorgvrager begeleiden bij het leggen, onderhouden en afbouwen van contacten binnen een groep	P r/i
8 vorm en inhoud geven aan het leefklimaat van een groep: – de structuur vaststellen – een bijdrage leveren aan de samenstelling van de groep – zorgvragers een plaats geven in de groep	P c
9 groepsprocessen sturen: – de activiteiten van verschillende zorgvragers op elkaar afstemmen – groepsbijeenkomsten organiseren – groepsbijeenkomsten leiden – groepsactiviteiten plannen – afspraken maken over te hanteren regels – het beoogde effect bewaken van groepsactiviteiten	P r/i

Deelkwalificatie 407: Verplegen van geriatrische zorgvragers 1

eindtermen	taxonomiecode
10 een groep begeleiden bij activiteiten en interacties: – een groep zorgvragers stimuleren tot interacties en relatievorming 11 een groep begeleiden bij gedragsproblemen: – maatregelen treffen om negatieve gevolgen van probleemgedrag van een groepslid te voorkomen – conflicten hanteren.	P r/i P r/i
04 De afgestudeerde kan verpleegtechnische handelingen uitvoeren bij een geriatrische zorgvrager. Dit betekent: 1 de eindtermen van '402: Verpleegtechnische handelingen' toepassen.	R pm/i
05 De afgestudeerde kan preventie en GVO toepassen in situaties met een geriatrische zorgvrager. Dit betekent: 1 de eindtermen van '303: Preventie en GVO 1' toepassen.	R c/i
06 De afgestudeerde kan de zorg coördineren in situaties met een geriatrische zorgvrager. Dit betekent: 1 de eindtermen van '403: Coördinatie en continuïteit van zorg 1' toepassen.	R c/i
07 De afgestudeerde kan kwaliteitszorg en deskundigheid bevorderen in situaties met een geriatrische zorgvrager. Dit betekent: 1 de eindtermen van '404: Kwaliteitszorg en deskundigheidsbevordering verpleegkundige 1' toepassen.	R c

Eindtermen

Bij de eindtermen dient de beroepshouding (zie deelkwalificatie 204) geïntegreerd te worden.

Deelkwalificatie 408: Verplegen van verstandelijk gehandicapten 1

eindtermen	taxonomiecode
01 De afgestudeerde kan de problematiek van een verstandelijk gehandicapte zorgvrager omschrijven.	B
Dit betekent:	
1 de kenmerken weergeven van een verstandelijk gehandicapte zorgvrager	F
2 de beperkingen, handicaps en stoornissen omschrijven	B
3 de gevolgen van de beperkingen, handicaps en stoornissen voor de verpleegkundige zorg omschrijven	B
4 de relatie tussen de zorgvrager en de zorgverlener typeren	B
5 de relevante wetgeving weergeven	F
6 de kenmerken noemen van de specifieke zorginstellingen en zorgorganisaties.	F
02 De afgestudeerde kan een verpleegplan hanteren voor een verstandelijk gehandicapte zorgvrager.	R c
Dit betekent:	
1 de eindtermen van '401: Plannen van verpleegkundige zorg 1' toepassen	
2 aangeven wat het aandeel van de ouders/verzorgers is in de zorgverlening	R c
3 de zorgbehoefte van een groep bepalen.	R c
03 De afgestudeerde kan basiszorg verlenen aan een verstandelijk gehandicapte zorgvrager.	P c/r/i
Dit betekent:	
1 de eindtermen van '302: Basiszorg' toepassen	
2 bij de persoonlijke verzorging:	R pm/i
– hulpmiddelen aanwenden om huideffecten te voorkomen (schuren, bonken)	
3 bij de uitscheiding:	R pm/i
– helpen bij zindelijkheidstraining	
– manueel ontlasting verwijderen	
4 beïnvloedingsmethoden toepassen overeenkomstig het verpleegplan in overleg met de verantwoordelijke van zorg	R c
5 zorgen voor het dagprogramma van een zorgvrager:	R c
– activiteiten organiseren die gericht zijn op ontwikkeling	
– het beoogde effect van activiteiten uit het dagprogramma van een zorgvrager bewaken	
6 een zorgvrager met gedragsproblemen begeleiden:	P r/i
– ondersteunen bij het voorkomen van negatieve gevolgen van gedragsproblemen	
– een meervoudig gehandicapte zorgvrager begeleiden	
7 eerste hulp verlenen op psychosociaal gebied:	P r/i
– middelen en maatregelen hanteren binnen de BOPZ	
– omgaan met fysieke agressie	
8 het sociale netwerk van een zorgvrager begeleiden:	P r/i
– bijeenkomsten organiseren voor naasten	
9 een zorgvrager begeleiden bij het leggen en onderhouden van contacten in een groep	P r/i
10 een groep zorgvragers begeleiden bij zelfzorg overeenkomstig het groepsverpleegplan	P r/i
11 vorm en inhoud geven aan het leefmilieu/de leefgroep:	P c
– de beoogde doelstelling van het leefmilieu vaststellen	
– de structuur vaststellen	

Deelkwalificatie 408: Verplegen van verstandelijk gehandicapten 1	
eindtermen	*taxonomiecode*
– een bijdrage leveren aan de samenstelling van een leefgroep – zorgvragers een plaats geven binnen een leefgroep – het beoogde effect van het leefmilieu/de leefgroep bewaken 12 groepsprocessen sturen: – activiteiten van verschillende zorgvragers op elkaar afstemmen – groepsbijeenkomsten organiseren – groepsbijeenkomsten leiden – groepsactiviteiten plannen – afspraken maken over te hanteren regels – het beoogde effect van groepsactiviteiten bewaken 13 een leefgroep begeleiden bij activiteiten en interacties: – een groep zorgvragers stimuleren tot interacties en relatievorming – activiteiten organiseren die gericht zijn op de ontwikkeling van de zorgvragers 14 een leefgroep begeleiden bij gedragsproblemen: – conflicten hanteren – maatregelen treffen om negatieve gevolgen van probleemgedrag van een groepslid te voorkomen.	P r/i P r/i P r/i
04 De afgestudeerde kan verpleegtechnische handelingen uitvoeren bij een verstandelijk gehandicapte zorgvrager. Dit betekent: 1 de eindtermen van '402: Verpleegtechnische handelingen' toepassen.	R pm/i
05 De afgestudeerde kan preventie en GVO toepassen in situaties met een verstandelijk gehandicapte zorgvrager. Dit betekent: 1 de eindtermen van '303: Preventie en GVO 1' toepassen 2 in de thuissituatie naasten helpen bij het mede-uitvoeren van het verpleegplan.	R c/i R r/i
06 De afgestudeerde kan de zorg coördineren in situaties met een verstandelijk gehandicapte zorgvrager. Dit betekent: 1 de eindtermen van '403: Coördinatie en continuïteit van zorg 1' toepassen.	R c/i
07 De afgestudeerde kan kwaliteitszorg en deskundigheid bevorderen in situaties met een verstandelijk gehandicapte zorgvrager. Dit betekent: 1 de eindtermen van '404: Kwaliteitszorg en deskundigheidsbevordering verpleegkundige 1' toepassen.	R c

Bij de eindtermen dient de beroepshouding (zie deelkwalificatie 204) geïntegreerd te worden.

Deelkwalificatie 409: Verplegen van zorgvragers met een psychiatrische ziekte 1

eindtermen	taxonomiecode
01 De afgestudeerde kan de problematiek van de zorgvragers met een psychiatrische ziekte omschrijven.	B
Dit betekent:	
1 de kenmerken weergeven van een zorgvrager met een psychiatrische ziekte	F
2 de beperkingen, handicaps en stoornissen omschrijven	B
3 de gevolgen van de beperkingen, handicaps en stoornissen voor de verpleegkundige zorg omschrijven	B
4 de relatie tussen de zorgvrager en de zorgverlener typeren	B
5 de relevante wetgeving weergeven	F
6 de kenmerken omschrijven van de specifieke zorginstellingen en zorgorganisaties.	F
02 De afgestudeerde kan een verpleegplan voor de zorgvrager met een psychiatrische ziekte hanteren.	R c
Dit betekent:	
1 de eindtermen van '401: Plannen van verpleegkundige zorg 1' toepassen	
2 de behoefte aan verpleegkundige zorg van een groep bepalen.	R c
03 De afgestudeerde kan basiszorg verlenen aan de zorgvrager met een psychiatrische ziekte.	P c/r/i
Dit betekent:	
1 de eindtermen van '302: Basiszorg' toepassen	
2 beïnvloedingsmethoden toepassen overeenkomstig het verpleegplan en in overleg met de verantwoordelijke van zorg	R c
3 zorgen voor het dagprogramma van een zorgvrager: – activiteiten organiseren die gericht zijn op ontwikkeling – stimuleren tot activiteit – het beoogde effect van activiteiten uit het dagprogramma van een zorgvrager bewaken	R c
4 een zorgvrager met gedragsproblemen begeleiden: – begeleiden bij het omgaan met gedragsproblemen – helpen bij het verkrijgen van inzicht in het effect van het eigen gedrag – ondersteunen bij het voorkomen van negatieve gevolgen van gedrags-problemen – helpen bij het omgaan met conflicten	P r/i
5 een zorgvrager met psychopathologische verschijnselen begeleiden	P r/i
6 eerste hulp verlenen op psychosociaal gebied: – middelen en maatregelen hanteren binnen de BOPZ – omgaan met fysieke agressie	P r/i
7 het sociale netwerk van een zorgvrager begeleiden: – bijeenkomsten voor naasten organiseren	P r/i
8 een zorgvrager begeleiden bij het leggen, onderhouden en afbouwen van contacten in een groep: – helpen bij het toepassen van elementaire communicatieve vaardigheden	P r/i
9 een groep zorgvragers begeleiden bij de zelfzorg overeenkomstig het verpleegplan	P r/i
10 vorm en inhoud geven aan het leefmilieu/een leefgroep: – de beoogde doelstelling vaststellen – de structuur vaststellen	P c

Deelkwalificatie 409: Verplegen van zorgvragers met een psychiatrische ziekte 1

eindtermen	taxonomiecode
– een bijdrage leveren aan de samenstelling van een leefgroep – zorgvragers een plaats geven in een leefgroep – het beoogde effect van het leefmilieu/de leefgroep bewaken 11 groepsprocessen sturen: – de activiteiten van verschillende bewoners op elkaar afstemmen – groepsbijeenkomsten organiseren – groepsbijeenkomsten leiden – groepsactiviteiten plannen – afspraken maken over regels – het beoogde effect van groepsactiviteiten bewaken 12 een leefgroep begeleiden bij activiteiten en interacties: – een groep zorgvragers stimuleren tot interacties en relatievorming – activiteiten organiseren die gericht zijn op de ontwikkeling van zorgvragers 13 een leefgroep begeleiden bij gedragsproblemen: – maatregelen treffen om negatieve gevolgen van probleemgedrag van een groepslid te voorkomen – conflicten hanteren.	P r/i P r/i P r/i
04 De afgestudeerde kan verpleegtechnische handelingen uitvoeren in situaties met een zorgvrager met een psychiatrische ziekte. Dit betekent: 1 de eindtermen van '402: Verpleegtechnische handelingen' toepassen.	R pm/i
05 De afgestudeerde kan preventie en GVO toepassen in situaties met een zorgvrager met een psychiatrische ziekte. Dit betekent: 1 de eindtermen van '303: Preventie en GVO 1' toepassen 2 de zorgvrager motiveren voor de voorgestelde therapie 3 informatie geven over het juridische kader van de hulpverlening.	R c/i P c/i R c/i
06 De afgestudeerde kan de zorg coördineren in situaties met een zorgvrager met een psychiatrische ziekte. Dit betekent: 1 de eindtermen van '403: Coördinatie en continuïteit van zorg 1' toepassen.	R c/i
07 De afgestudeerde kan kwaliteitszorg en deskundigheid bevorderen in situaties met een zorgvrager met een psychiatrische ziekte. Dit betekent: 1 de eindtermen van '404: Kwaliteitszorg en deskundigheidsbevordering verpleegkundige 1' toepassen.	R c

Toelichting

De *deelkwalificatie 414: Psychiatrie en verstandelijk gehandicaptenzorg 1* is een verplichte keuzedeelkwalificatie (differentiatie). Dit betekent dat de deelkwalificatie geen nieuwe elementen bevat ten opzichte van de specifieke beroepsgerichte *deelkwalificaties 408: Verplegen van verstandelijk gehandicapten 1* en *409: Verplegen van zorgvragers met een psychiatrische ziekte 1*. Wel is er sprake van verdieping in de psychiatrie en gehandicaptenzorg.
Het accent ligt hierbij meer op ervaringsverdieping en minder op kennisverdieping.
Aanbevolen wordt om van de geadviseerde 960 sbu minimaal 700 sbu aan de beroepspraktijkvorming te besteden in de beroepsbegeleidende leerweg en minimaal 480 sbu in de beroepsopleidende leerweg.
Bij de eindtermen dient de beroepshouding (zie deelkwalificatie 204) geïntegreerd te worden.

Deelkwalificatie 414: Psychiatrie en verstandelijk gehandicaptenzorg 1

eindtermen	taxonomiecode
01 De afgestudeerde kan ziektebeelden, behandelwijzen en therapieën binnen de psychiatrie en verstandelijk gehandicaptenzorg omschrijven. Hierbij dient extra aandacht besteed te worden aan: - stromingen in de psychiatrie en verstandelijk gehandicaptenzorg.	B
02 De afgestudeerde kan politieke, maatschappelijke en juridische ontwikkelingen met betrekking tot zorgvragers met een psychiatrische ziekte en verstandelijk gehandicapten omschrijven.	B
03 De afgestudeerde kan verpleegkundige zorg verlenen aan zorgvragers met een psychiatrische ziekte en verstandelijk gehandicapten. Hierbij dient extra aandacht besteed te worden aan: - zingevingsvraagstukken - ethische vragen en dilemma's - het assisteren bij behandelingen/therapieën.	P c/r/i
04 De afgestudeerde kan preventie en GVO toepassen binnen de psychiatrie en verstandelijk gehandicaptenzorg. Hierbij dient extra aandacht besteed te worden aan: - het informeren over sociale en juridische regelingen - het informeren over technieken en behandelwijzen - het herkennen en signaleren van risicogedrag.	P c/i
05 De afgestudeerde kan de zorg ten behoeve van zorgvragers met een psychiatrische ziekte en verstandelijk gehandicapten coördineren. Hierbij dient extra aandacht besteed te worden aan: - de coördinatie in een multidisciplinair team - de autonomie van de zorgvrager en naasten.	P c/i
06 De afgestudeerde kan kwaliteitszorg en deskundigheid bevorderen ten aanzien van psychiatrie en verstandelijk gehandicaptenzorg. Hierbij dient extra aandacht besteed te worden aan: - de rol van de overheid - de ontwikkelingen in de psychiatrie en de verstandelijk gehandicaptenzorg.	R c

Toelichting

De *deelkwalificatie 415: Chronisch zieken 1* is een verplichte keuzedeelkwalificatie (differentiatie). Dit betekent dat de deelkwalificatie geen nieuwe elementen bevat ten opzichte van de specifieke beroepsgerichte *deelkwalificatie 405: Verplegen van chronisch zieken, lichamelijk gehandicapten en revaliderenden*. Wel is er sprake van verdieping in de verpleegkundige zorg voor chronisch zieken. Het accent ligt hierbij meer op ervaringsverdieping en minder op kennisverdieping.
Aanbevolen wordt om van de geadviseerde 960 sbu minimaal 700 sbu aan de beroepspraktijkvorming te besteden in de beroepsbegeleidende leerweg en mimimaal 480 sbu in de beroepsopleidende leerweg.
Bij de eindtermen dient de beroepshouding (zie deelkwalificatie 204) geïntegreerd te worden.

Deelkwalificatie 415: Chronisch zieken 1

eindtermen	taxonomiecode
01 De afgestudeerde kan relevante ziektebeelden, behandelwijzen en therapieën van chronisch zieken omschrijven.	B
02 De afgestudeerde kan politieke, maatschappelijke en juridische ontwikkelingen met betrekking tot chronisch zieken omschrijven.	B
03 De afgestudeerde kan verpleegkundige zorg verlenen aan chronisch zieken. Hierbij dient extra aandacht besteed te worden aan: - het ondersteunen bij het vinden van een nieuwe levensstijl - het handelen vanuit het perspectief van chronisch zieken - de langdurige zorgverleningsrelatie - het assisteren bij diagnostisch onderzoek en behandeling - de palliatieve zorg - ethische vragen en dilemma's.	P c/r/i
04 De afgestudeerde kan preventie en GVO toepassen bij chronisch zieken. Hierbij dient extra aandacht besteed te worden aan: - het leren omgaan met beperkingen - het geven van instructie en voorlichting aan chronisch zieken en informele zorgverleners - het informeren over sociale en juridische regelingen - het informeren over technieken en behandelwijzen - het herkennen en signaleren van risicogedrag.	P c/i
05 De afgestudeerde kan de zorg ten behoeve van chronisch zieken coördineren. Hierbij dient extra aandacht besteed te worden aan: - de continuïteit van zorg - het eigen netwerk van de zorgvrager - het gebruik van ervaringsdeskundigheid van de zorgvrager en naasten.	P c/i
06 De afgestudeerde kan kwaliteitszorg en deskundigheid bevorderen ten aanzien van chronisch zieken. Hierbij dient extra aandacht besteed te worden aan: - de ontwikkelingen rondom de zorg voor chronisch zieken.	R c

Overzicht van de opdrachten

Deelkwalificatie 405: Verplegen van chronisch zieken, lichamelijk gehandicapten en revaliderenden 1

Opdracht	deelkwalificatie 405	deelkwalificatie 401	deelkwalificatie 303	deelkwalificatie 403
1	405.02.1	401.02.1, 2, 3, 4 401.01.3		
2	405.02.1	401.04.1, 2, 3, 4, 5		
*	(302.13)			
3	405.02.1 405.03.1	401.07.1, 2, 3, 4, 5		
4	405.02.1 405.03.1	401.06.1, 2		
5	405.02.1			403.02.1, 2, 3, 4
6	405.03.1	401.05.1, 2, 3		
7	405.03.5, 6			
8	405.03.2			
9	405.03.3, 4			
10	405.05.1		303.02.1, 2, 3 303.03.1, 2, 3 303.04.1, 2, 3, 4, 5, 6, 7	
11		401.06.1		403.01.1, 2, 3, 4, 5, 6, 7, 8 403.03.1, 2, 3 403.05
12	405.06.1			403.04.1, 2
13	405.07.1			

* Deelkwalificatie 302.13 Basiszorg

Overzicht van de opdrachten

Deelkwalificatie 407: Verplegen van geriatrische zorgvragers 1

Opdracht	deelkwalificatie 407	deelkwalificatie 401	deelkwalificatie 303	deelkwalificatie 403
1	407.02.1	401.02.1, 2, 3, 4		
		401.01.3		
2	407.02.1	401.04.1, 2, 3, 4, 5		
*	(302.13)			
3	407.02.1	401.07.1, 2, 3, 4, 5		
	407.03.1			
4	407.02.1	401.05.1, 2		
	407.03.1	401.06.1, 2		
5	407.02.1			403.02.1, 2, 3, 4
6	407.03.2, 3			
7	407.03.3			
8	407.03.4, 5	401.05.1, 2		
9	407.03.7, 8, 9, 10, 11	401.07.1, 2		
10	407.05.1		303.02.1, 2, 3, 4	
			303.03.1, 2, 3	
			303.04.1, 2, 3, 4, 5, 6, 7	
11	407.03.6			403.01.1, 2, 3, 4, 5, 6, 7, 8
				403.03.1, 2, 3
12	407.06.1			403.04.1, 2
13	407.07.1			

* Deelkwalificatie 302.13 Basiszorg

Overzicht van de opdrachten

Deelkwalificatie 408: Verplegen van verstandelijk gehandicapten 1

Opdracht	deelkwalificatie 408	deelkwalificatie 401	deelkwalificatie 303	deelkwalificatie 403
1	408.02.1, 2, 3, 4	401.02.1, 2, 3, 4		
2	408.02.1, 2	401.04.1, 2, 4, 5		
*	(302.13)			
3	408.02.1	401.07.1, 2, 3, 4, 5		
4	408.02.1, 2 408.03.8	401.06.1, 2		
5	408.06.1			403.02.1, 2, 3, 4
6	408.03.4	401.05.1, 2, 3		
7	408.03.5			
8	408.03.2, 7			
9	408.03.6, 9, 13	401.04.3		
10	408.05.1, 2		303.02.1, 2, 3 303.03.1, 2, 3 303.04.1, 2, 3, 4, 5, 6, 7	
11	408.06.1			403.01.1, 2, 3, 4, 5, 6 403.03.1, 2, 3 403.05
12	408.06.1			403.04.1, 2
13	408.02.3 408.03.10, 11, 12, 13		303.02.4	
14	408.03.12, 13, 14			403.01.7, 8
15	408.07.1			

* Deelkwalificatie 302.13 Basiszorg

Overzicht van de opdrachten

Deelkwalificatie 409: Verplegen van zorgvragers met een psychiatrische ziekte 1

Opdracht	deelkwalificatie 409	deelkwalificatie 401	deelkwalificatie 303	deelkwalificatie 403
1	409.02.1, 2	401.02.1, 2, 3, 4		
2	409.02.1, 2	401.03		
		401.04.1, 2, 4, 5		
3	409.03.1	401.07.1, 2, 3, 4, 5		
4	409.03.1	401.06.1, 2		
	409.04.1			
5	409.06.1			403.02.1, 2, 3, 4
6	409.03.2, 4	401.05.1, 2, 3		
7	409.03.3			
8	409.03.2, 6			
9	409.03.2, 4, 8, 13			
10	409.03.7		303.02.1, 2, 3, 4	
			303.03.1, 2, 3	
			303.04.1, 2, 3, 4, 5, 6, 7	
11	409.06.1			403.01.1, 2, 3
				403.05
12	409.06.1			403.04.1, 2
13	409.02.1			
14	409.03.6, 11, 12, 13			
15	409.07.1			

Criteria voor niveau-aanduiding

Op basis van analyse, vergelijking en bewerking van diverse systemen van niveau-aanduidingen, zijn drie criteria aangewezen aan de hand waarvan de vijf kwalificatieniveaus worden beschreven:
- verantwoordelijkheid
- complexiteit
- transfer.

Verpleegkundige kwalificatieniveau 4

Verantwoordelijkheid

Planning en uitvoering van zorg
De verpleegkundige is in staat verantwoordelijkheid te dragen voor het zelfstandig plannen van verpleegkundige activiteiten en interventies en het interpreteren en registreren van de effecten hiervan. De diagnoses op grond waarvan zij de verpleegkundige interventies kiest, kan zij stellen aan de hand van standaarden. De verpleegkundige kan ook verantwoordelijkheid dragen voor de uitvoering van deze activiteiten en interventies en voor activiteiten op het terrein van preventie, GVO en voorlichting.

Coördinatie en organisatie van zorg
De verpleegkundige is in staat verantwoordelijkheid te dragen voor de organisatie van de zorg rond individuele zorgvragers. Zij kan overleg voeren met de eigen discipline en andere disciplines. Zij roept de beroepsbeoefenaar die de zorgvrager heeft toegewezen in consult, wanneer er sprake is van veranderingen in de zorgvraag of in de omgeving die haar competentie of verantwoordelijkheid te boven gaan.

Realiseren van randvoorwaarden
De verpleegkundige is in staat verantwoordelijkheid te dragen voor de randvoorwaardelijke taken. Zij kan ook aankomend en beginnend beroepsbeoefenaars van het secundair beroepsonderwijs werkbegeleiding geven.

Complexiteit
De verpleegkundige heeft snel inzicht in de zorgbehoefte van de zorgvrager en kan de vereiste zorg efficiënt en met flexibiliteit uitvoeren. Het zwaartepunt ligt op het plannen en uitvoeren van de zorg volgens standaardprocedures en combinaties van (standaard)procedures. Voorts kan zij, in de individuele zorguitvoering, procedures combineren of bedenken.

Transfer
De verpleegkundige beschikt vooral over beroepsspecifieke kennis en vaardigheden, daarnaast over beroepsonafhankelijke kennis en vaardigheden.

(Deels overgenomen uit *Gekwalificeerd voor de toekomst*)

GPSR Compliance

The European Union's (EU) General Product Safety Regulation (GPSR) is a set of rules that requires consumer products to be safe and our obligations to ensure this.

If you have any concerns about our products, you can contact us on

ProductSafety@springernature.com

In case Publisher is established outside the EU, the EU authorized representative is:

Springer Nature Customer Service Center GmbH
Europaplatz 3
69115 Heidelberg, Germany